沒辦法拿起三杯檸檬茶

櫻雪 著

沒辦法拿起三杯檸檬茶　目錄

介紹文 011
#1 談疾病 012
#2 自序 013
#3 乖孩子的慘劇 015
#4 樣子長得不夠努力 022
#5 創作對我來說像是空氣和水 023
#6 記美國留學 026
#7 那天我突然暈倒 029
#8 腦內的一個疤痕 031
#9 二十四小時的 EEG 檢查 033
#10 不正常的腦電波 035

#11 掉下床竟然進醫院？ 039
#12 初戀來臨 042
#13 離離合合 044
#14 十八歲那年我們仍年輕 046
#15 弄傷眼角膜 049
#16 自殺念頭 057
#17 為什麼會有自殺的念頭 059
#18 覆診記 061
#19 沒辦法拿起三杯檸檬茶 064
#20 憶述找工作的歷程 066
#21 照顧者的需要和面對的考驗 068
#22 患者在職場上面臨的困境 070

#23 友人的病 071
#24 心臟 073
#25 打針記 075
#26 牙痛 080
#27 看中醫記 081
#28 漫長的咳嗽 082
#29 呼吸科新症 084
#30 呼吸科相關藥物 86
#31 飛機耳 087
#32 腳傷記 088
#33 輪椅記 089
#34 談成長 090

#35 孩子的成長所需 092
#36 無子族 093
#37 宅女 095
#38 補習 097
#39 續乖 099
#40 比較 101
#41 成長夥伴 102
#42 讀書 104
#43 奇怪的家人 107
#44 幸運的她 108
#45 畫畫 110
#46 面對爭吵的解決方法 112

#47 交換衣物 114
#48 記陰天晴天 117
#49 閃婚 119
#50 記開玩具店 121
#51 瞬息萬變的人生安排 124
#52 久違一篇 126
#53 參加市集經歷 127
#54 漂流本之行 130
#55 天氣轉冷 133
#56 重溫劇集 134
#57 劇集續集 135
#58 整理雜物 137

#59 玩玩具 138
#60 無人書店 139
#61 元朗一遊 140
#62 傷心的晚上 142
#63 寫作的苦衷 143
#64 練習 145
#65 電影配樂 148
#66 關於控制夢境 150
#67 夢見父親的朋友 152
#68 為什麼人要上班 153
#69 婆婆 156
#70 牛肉 161

#71 街市 163
#72 夢想 166
#73 人生 167
#74 生存的意義 169
#75 後記 171

介紹文——羅展鳳

【櫻雪的疾病書寫】

櫻雪其實早於大學時期已經開始寫作出書，散文集裡，櫻雪談及她的真實故事——自出娘胎的她不幸得到怪病，從此成長再不一樣，致令她常常思考人生意義問題。

疾病，也讓櫻雪更投入創作，包括寫小說、說故事。這本書，記下櫻雪的真實經歷，閱讀她艱難的成長過程。

值得一提，是櫻雪希望藉由這本書讓外界更明白腦癇症，包括懂得如何與患者相處，減少社會對患病者的目光壓力。

#1 談疾病

腦癇症。

我從來沒有想過我會得到這個病，人生總有難以預測的事情，也就是因為這樣，我才可以體會到生命的意義。

這個病也是影響我人生中的重要分支，它改變了我的命運。

我曾經很傷心難過，為什麼會是我呢？我終日自怨自艾，也厭惡自己的生命，但是後來我明白患病的意義，它令我重新審視生活，重新修補和家人的關係，重新適應身邊的一切。

社會大眾對這個病有很多誤解，這樣也是令我想寫下這本書，將我的個人經歷分享給更多人知道。

對於照顧病人，和患者相處、面對社會的目光等，我想將我所知道的都寫下來和大家分享。除此之外此書還收錄了一些日常短文。

曾經意志消沉，直到現在我覺得能夠活在這個世界上實在是太好了，希望可以透過這小小的分享令大家在這個紛擾世界中尋求到一點點的鼓舞。

#2 自序

我自小就思考人生的意義和死亡的問題，或者是我的為人比較悲觀吧！我總覺得我生錯了年代，如果我是個七十年代的人，默默地生活至少可以安居樂業，現在就算拼命也只是繼續生存，很難得到正常的生活。

我從來沒有想過我會得到這個病，人生總有難以預測的事情，也就是因為這樣，我才可以體會到生命的意義。

這個病也是影響我人生中的重要分支，它改變了我的命運。

我曾經很傷心難過，為什麼會是我呢？我終日自怨自艾，也厭惡自己的生命，但是後來我明白患病的意義，它令我重新審視生活，重新修補和家人的關係，重新適應身邊的一切。

社會大眾對這個病有很多誤解，所以我想寫下這本書，將我的個人經歷分享給更多人知道。

對於照顧病人，和患者相處、面對社會的目光等，我想將我所知道的都寫下來和大家分享。

曾經意志消沉，直到現在我覺得能夠活在這個世界上實在是太好了，希望可以用這小小的分享令大家在這個紛擾世界中尋求到一點點的鼓舞。

生命是幻變的，它無時無刻散發著光輝和愛，我也是深刻地投入在這層光芒之中，大概光芒、黑暗、矛盾、命運、生命，也是我人生中的命題。

#3 乖孩子的慘劇

我在一個普通的家庭出生，小時候過著簡單的生活，父母買衣服、美食和玩具給我，可以說是無憂無慮。

我是獨生女，沒有兄弟姊妹，這樣可能是跟我的出生有關，我的健康不太好，也可能令父母擔心而不再想多生一個孩子。

我小時候的生活主要上學，放學後我參加一些補習班，和附近認識的朋友一起玩，生活比較規律，很多時候在家中，多數看書，後來才開始寫故事。

父母的工作十分忙碌，所以我都很珍惜和他們相處的時間。

以前我媽懷著我時，某日我媽早產，趕往醫院途中，我在的士出生，一開始就有嚴重肺炎，身體有很多問題，心跳很弱，也試過腦出血。

根據父母憶述我媽抱了抱小貓般，只有四個新奇士橙般重的我，她不敢相信這個事實，變得很憂心，很擔心我的情況。

很快我住在氧氣箱中，因為當時呼吸困難，連喝奶都做不到，醫生在我手臂割開針孔，將營養液從手臂輸入到體內。

父母定期來醫院探望我，然後相安無事，直到有一天晚上，我的腸子發漲，漲得肚皮都發紅了，我不停地哭泣，腸子的情況維持了一兩天，這情況醫生對我父母表示，要是情況繼續的話，他便要幫我割去我體內一部分的腸子，以救回我的性命。

他也給我用藥物，而我的父母不願意醫生為我進行這手術，因為成長後，進食時會有很大的不便。

醫生只好說再觀察幾天，幸好，翌日，藥物出現了成效，我的腸子漸漸回復正常。

大家鬆了一口氣。

後來我的成長狀況良好，大概過了半年時間，我終於可以出院了。後來做了很多的覆診和定期檢查，也經常要進出醫院。

家中有一面淡粉色的牆壁，這個家很溫暖看上去很安心。我隱約記得這一個畫面。

當時要花好多時間，約四小時才飲完一瓶奶，所以我媽都很累。她以為我不會進食，所以每次都將食物切得很小給我吃。

成長後直到現在吃東西很慢，每吃二十分鐘就要稍停再吃。有次檢查發現有深近視，那是由於眼睛發育得比較不好的緣故。一開始左眼淺近視一百度，而右眼深近視八百度，試過遮眼的治療，但不成功。

小學還是平淡的渡過，中學時不太願意唸書，所以後來花了很多時間學習，也沒有想過將來要做些什麼，沒有什麼志向，一直遊戲人間，風花雪月，後來進修用了很久時間，所以過了很多年才出來社會工作，之後也怕了再唸書。

求學期間，我盡量都想減少自己的存在感，有時候跟幾個同學朋友一起相處，但已經是我唯一同外界有關連，比較接近這個社會的人的特徵。

我只是想留在家中，被書本與玩具包圍，我覺得那裡是個比較溫柔的世界，書本帶給我一個無盡的世界。父母對我的過度關愛，好像一條荊棘慢慢將我勒死。很多時候，我都想自己一個人，慢慢思考世間的一切。

我給別人的感覺是很少說話，就在這裡我想提及一下原因，有一種恐怖叫做乖，要做個聽話的小孩。「乖是好事。」自小我就被灌輸這種概念，我有一段時間以為乖是件好事，做人最重要是乖巧。「父母不喜歡不聽話的小孩」。

為了迎合父母所講的聽話，我真的好聽話好少出聲，他們所說的要對我好，我就一直好乖不作聲，像個啞巴，因此隱藏了想表達的感受，好靜只聽周圍的人說話，一直不提出意見，一直什麼都說好，也很怕麻煩到別人。

教育方面父母會用好保護的方法，不准我去觸摸危險，不讓我去冒險，不想我畫花家中的牆壁，如果我想玩一些刺激的遊戲，例如香蕉船、雲霄飛車，跳樓機、笨豬跳等，父母都會說一些很嚴重的後果，嚴重到導致生命危險等等，後來我只玩過摩天輪。

很多時候，我要跟著父母的意思做，我不聽他們講就是不乖，不聽話。

家人想給我一個順利的人生，但人生不會這麼完美，一些不好的事，只是不讓我做，完全不給我機會去了解和嘗試。

聽話對我人生一些用處都沒有，我只會成為表達不到意見的人，沒有自己立場，因為童年開始不可以表達自己意見，無人會理會我想講的東西，只是要我好靜又要聽話，直到我長大後就埋怨我。

為什麼好像沒有主見呢？為什麼那麼安靜呢？為什麼都不懂得跟別人溝通？嘩！他們竟然反問我？所以不要以為孩子聽話就是好事，個人愈是乖巧即是愈依賴別人，是成長之後發現教育方法錯誤，才是最恐怖的事。

我以前都強逼到自己做一個很聽話的人，所以最近他們覺得我變了，但我只是忍不下去了，想說出自己的看法，他們根本想要一個聽話的木偶。太聽話，什麼都說好的是的，把自己的想法抑壓下去了。

只有聽話，在社會上生存不到，十分痛苦。特別是工作之後，更加覺得以前的教育出了問題，以前連衣著打扮都要穿他們覺得滿意的，從不會理會我喜不喜歡，而且很多東西都安排好，很多都幫我做好了，而且很想控制一些行為，然後成長期間問題愈來愈多。

因為要發表主見的機會愈來愈多，而要培養主見的時期很少，所以在他們的教育之後，面對社會出現不適應的地方，慢慢痛苦愈來愈多，特別是精神上的痛苦。

可以慢慢說出自己的想法是由中學後期至讀了大專之後，因為常常都有討論，以前連人都不太想見，直到大學之後好一點點，但是應該是先前的家庭教育已經去到潛意識，需要更多的時間去改變。

父母從來沒有說過讚美或鼓勵的說話，只是說很擔心我做不到，或不要把事情弄壞，以致現在這類做不到的、做也做不好等等想法一直會在腦海浮現⋯⋯在內心和精神上十分折磨，而且內向的性格也很明顯，一直影響我的人生。

很多時需要自信，所以我後來在內心營造了一個男孩子的性格，需要面對抉擇，需要信心的場合時就會想像自己是一個很強的男孩子。

父母覺得有想法需要忍耐，不要表達出來是一個美德，這樣表示出很成熟的一面。我認為這裡就是問題所在……這樣會對孩子做成一個童年問題，一種傷害，我不太懂去表達這個問題，可能是一種童年創傷，但這種教育的確十分影響了另一個人的人生。

常常聽到別人說要開心一些，家人好愛你，是為你好，凡事要看開一點……但對我來說是一個永遠都解決不到的問題，我好明白我家人是好愛我，但同時我就覺得好辛苦，因為永遠都溝通不到，他們好似只是懂得用一種思維去思考，無論你怎樣說也不能改變他們的看法。

當父母自小教導孩子，一直跟孩子講：「我這麼辛苦供你讀書養大你，你看看你到底唸些什麼？將來怎樣找工作？」或者「我們比別人家差，我們應該要知足。」其實就不停將自己的負擔放於孩子身上，這樣會令到孩子不能放鬆，長期緊張，覺得好多東西自己都不配擁有不配得到，十分影響他們將來成長的人格。

教育孩子一定要給孩子信心，孩子才會愈來愈有上進心，而不會遇到小事挫折遇到失敗就覺得好大件事。如果父母多些鼓勵孩子，給孩子相信自己做到，踏出一步去嘗試實現。

孩子做到的事會更多，更有信心，成就更高，樂於表達自己感受，清楚知道自己想要什麼，善於表達自己，而不會成為一個自卑的人，所有他想的目標可以慢慢實現，而不是只有想像，無膽量去實行。

#4 樣子長得不夠努力

我自小就想留長頭髮。

可是永遠留到一半，我的家人就會帶我去剪走它，為此我覺得很難受，我只是想留長頭髮，不明白為什麼總要剪走。於是後來我到了美國唸書時，我故意不去剪髮，終於我回到香港時，最少留了一頭長髮，我很高興。即使現在頭髮已很長我也不想剪走，因為是我好不容易才成功留的頭髮。

關於外表，可以說是普普通通，可能是在街上很容易遇到的路人。以前有人跟我說過「櫻雪你的樣子生得不夠努力」，真是一句刻薄的說話，令我想起之前已經有人跟我講說我長得不美，又問我為什麼整天穿著長袖衫的問題……

外表的確是天生的，我以前住過半年醫院被鼻喉弄到，手臂要輸營養所以有條疤，見到很多年都有人問……可能你會問，不如去整容吧，不是說笑，我有想過。當時問了醫生說要切走耳朵一點點肉加上大腿肉去做整容，再補一點點肉需要去整容的位置，做完後額頭、大腿同耳朵會有幾條疤痕，而整個療程需時二至四年，我決定不做，沒有理由為整容而要在身上留下幾條疤痕，所以我放棄了整容……

#5 創作對我來說像是空氣和水

小學時，我最喜歡就是到圖書館看中文書，當時看張小嫻，衛斯理和君比的書，也開始寫東西，在六年級，我寫了一篇叫摩天輪的愛情小說，後來不見了，現在很想重寫一遍。

當時我認識了幾個對我影響很深的朋友，她們也有寫作，也鼓勵我寫小說，於是就寫了一堆給自己看的作品。

後來跟她們合作弄了一個小說網站，我就放了自己和她們的小說上去，後來自製那個網站因為不提供空間而倒了。

然後我在中六時認識了另一位朋友，她說寫小說寫給自己看都沒有意思，不如放上討論區給別人看看吧，也是朋友鼓勵我在小說網發表。開始得到一些意見。以前只是在作文功課得到老師的評語，現在有多方面的意見也很不錯。因此，我想到了故事，都放上網來了。後來投稿出版社，出版了第一本合著短篇小說集：女生情事宣言。這本書是我和其餘五位女作者一起合寫的書，圍繞主題「情」而寫作的六個短篇小說故事。

很多人都不敢被人知道自己有寫小說，特別是朋友、家人……一般人覺得寫小說好不切實際、發白日夢、天馬行空、是小孩子才會做的事。他們好快就會想「寫小說究竟可以做什麼？」或者覺得出去吃喝玩樂才是正常，躲在家中打字就是怪人。

而我從小就覺得一定要保持這份初心，所以我一直都想講故事。我覺得想像力是人人都有的東西，人人都會試過想講故事，想知道故事的心，什麼媒介都可以，但這種心情被生活埋沒，我們可以做的是保持和日常生活的平衡，後來發現，原來跟我一樣想講故事寫故事的人有好多好多，他們下班後，辛苦的一天過去，在半夜寫。自從可以上網之後，大家就更加容易發表自己的故事，當有創作的人，就會互相大家有一點點共鳴，沒那麼孤獨，就好似有一種力量大家支持大家……

創作是我的生命，我希望之後的人生能夠一直創作，我很清楚自己是個平凡普通人，才更需要毅力去完成寫小說、拍攝短片這種過程重複需要大量時間的事情。要是其他人老早就去做金融賺錢的行業，又怎會花時間做這些吃力的事？

創作的收入微薄，特別是在香港這個城市，也許我是這種沉悶的人啊，但寫小說的時候拍片的時候創作的時候，就像是尋找到未知的自己一樣。

我感到快樂而且創作像呼吸和喝水一樣自然啊，我很清楚自己的路向，未來一定要向這方面發展，不然我一定會後悔，而且覺得這段人生會缺少了一些東西，所以要保持這種熱情才能走得更遠呀！

不知道將來會如何，最少我試過去實踐一件事情，不做好我是不會心息的，好開心有一班朋友陪我一齊瘋狂追夢拍攝出天馬行空的故事。我覺得是興趣之外，寫作是生命重要的部分，有時宣洩情緒，因為壓力太大，我認真對待寫作，因為真的很喜歡，我不會放棄。

#6 記美國留學

當我於2007年8月開始在美國的德州留學時，正值夏天，天氣非常炎熱。我那時初到步，因為坐了長途機覺得非常疲倦和肚餓，第一餐便享用了一個Wendy's的漢堡包，這份美食讓我留下了深刻的印象。在我留學期間，我有幸有一對虔誠的教徒夫婦親友願意給我一個地方居住以及照顧我的生活。他們深信宗教，對我無微不至的關懷和支持，教導我許多關於信仰和價值觀的重要事項，這些教導對我的成長和發展產生了深遠的影響。

另外，我在我生日那天去了購物，因為當天是免稅日，我的阿媽給了我一筆錢讓我買衣服作為禮物。我也收到了朋友送的禮物，非常高興。

之前基本上由於居住地不同大家很少聯絡見面，但是自從在美國生活後開始互相嘗試適應這裏的生活，不過這對親友夫婦十分嚴厲，他們很注重子女的成長，他們有一個女兒，女兒天才橫溢，會煮美食又有音樂才華，是教會中的司琴。

我後來發現他們的保守教育，其中一些像「好正」（好棒）和「痴線」（神經病）等詞語被視為粗口（髒話）從那之後我就冷靜了一個月沒有說粗口，說話也嘗試溫文起來。

當時報讀了一些社區學院的課程，大概需要就讀兩年再讀四年大學。其實當時我對於這些課程一知半解，在這期間，我遇到了一些有趣的事情，所有東西都很有新鮮感。一開始，我學會了當地的一些在香港不會學的英語，我還參加了一個英語閱讀課程和數學班，很幸運地遇到了教得很好的老師，而且結識了幾位來自別的課程來自越南、外國的同學。地方很寬廣，因為那個地方沒有巴士，我沒有私家車，想去附近的商場或者超級市場走走，都需要很久的時間，有時候都需要親友接送。

我也開始參加教會的活動，並加入了一個團契，開始與團契的人交流，並經歷了一些生日和節日的慶祝。此外，我還收到了一位香港朋友的來信。

在12月中旬，聖誕節將至，我計劃回香港度假。思鄉令我感到有些困惑和焦慮，因為我和香港的親友經常在不同的時區中，與香港的朋友聊天變得很困難。我期待能在晚上8點至凌晨時朋友與我聯繫，因為這段時間我比較容易上線。

然而，我也感到自己無能無力，生活上的適應並不如預期的簡單和那麼快樂，我沒法適應外國的文化，因為各種轉變我無法想像自己如何在這裡生活多年，到了後期都是十分勉強自己，還在聽廣東歌、關注香港的事物，愈來愈覺得很不想在這個地方生活。

在這段時間當中，我也遇到了一些文化差異，因為課堂裏面只有我一個亞洲人，其他人都是外國人，有時感到無聊和不喜歡這個地方，但我會盡力去適應。我也開始思考以後是否應該用英文寫小說。我也開始習慣了這裡的生活，雖然有時感到麻木和無聊。

最後，我回到了香港過聖誕假，竟因疾病結束了在美國的留學生活。這段時間裡，回到香港，初期我吃飯前還會祈禱，參加了團契、教堂和主日學的活動，後來慢慢忘記了去，變成了一個無宗教信仰的人。

總之，這段時間充滿了各種體驗，我試過努力適應新的環境，並尋找自己的方向、目標。

#7 那天我突然暈倒

有天我跟我家人說覺得不舒服，之後表達不到完整句子，好快便暈倒了，他們馬上叫救護車送我去醫院，聽家人說，我抽筋，然後好似完全沒有呼吸。

暈倒的時候我會感覺瀕死，不會有人生走馬燈，我只是會停留在一個黑暗的空間裡面，和外界斷絕，只看到一片深黑，聽不到外面的聲音，也不會有夢境，直到我的意識恢復，可以重新感受這個世界為止，而且可能會有短暫失憶。

我醒來時已在救護車上，救護員立即問我的姓名，知道自己發生什麼事，身在哪兒和覺得怎樣。我到醫院後很快安排見醫生。我留院做了好多檢查，例如神經反射檢查等……都有好多醫生觀察我的情況，做記錄，之後醫生安排我過幾個星期去做一個全身磁力共振（MRI）檢查。

好快就到檢查的日子，檢查之前醫生問我有沒有紋身，原來紋身用料有鐵成份，怕做檢查時皮膚會覺得熱，另外要確保身上沒有穿戴金屬。

做檢查之前要打顯影劑，他們給了我一對耳塞，叫我躺在儀器裡面不要動，一動了就要由頭再照一次……

我躺好後，確認預備好，檢查就開始。儀器有很低沉的聲音，完全不可以動，感覺有少少恐怖，裡面好寧靜，靜到可以聽到自己的心跳聲，儀器有運作，我人好專心時，即使戴上耳塞都覺得有一點點嘈吵……

我閉上眼，檢查了大約半小時……做完檢查之後好快可以離開，叫我等有報告再到醫院見醫生，大概多等幾個星期。

#8 腦內的一個疤痕

我先前在美國讀書，那時乘著聖誕假期回香港放假和探望家人和朋友，其實在發生這事的數天後就要回去美國的日子。突然暈倒這事發生後，我和家人商量後決定繼續留在香港，不在美國讀書。

自從那個一月暈倒後，住了三天出院再排期回去做檢查，醫生一直有跟進我的情況，叫我等待 MRI 檢查的報告，也說有很多人一生都會暈倒一兩次，如果沒什麼事應該都不太用理會。

之前醫院叫我二月中回去聽報告，但那天到了醫院後，卻說還沒有報告，需要再等一段時間，這期間需要留意身體有什麼問題，如果沒有什麼問題應該沒大礙可以照常生活。

於是我去了學英語和參加考試，過了一段時間相安無事，家人提出去加拿大暫住散心。

雖然還沒有檢查報告，我還是需要覆診，醫生分析暈倒可能是以前腦出血造成的後遺症，但詳細情形需要看一看報告才知道。

差不多等到七月尾終於出報告，報告發現我的腦部有一個疤痕，那個疤是以前的腦出血後造成的，其他很正常，但醫生暫時估計不是腦出血的後遺症，而可能是其他成因不明的病症。不過醫生說如果沒有再暈倒的情況，可以繼續觀察。

那個暑假我去了加拿大的親友家暫住，大概過了一兩個月，某天我在家中半身感覺無力然後跌倒，手腳抽筋，所以送到醫院的急症室。那裡的醫生覺得我的症狀很奇怪，然後就不知道原因，叫我休息一會後就叫我出院。

那天之後，我決心要回香港，因為我怕我的怪病會麻煩到親戚，我只是說掛念家人想回香港看看，也許可以找到治療方法。

#9 二十四小時的 EEG 檢查

回港後我馬上聯絡醫生，將在加拿大的情況告訴他，他安排我做了一個閃光檢查，是用不同的閃光刺激你的眼睛，也有用不同的聲音做測試，看看我會不會有不適的反應。那個檢查的結果很正常。

我後來找了一個我看了很多年的醫生，我將我那一年的情況告訴他。那個醫生建議我做一個二十四小時的 EEG 腦電波檢查，轉介我去另一家醫院做這個檢查。

這個檢查將腦神經細胞產生的電位變化做一個記錄，以便查看有沒有異常的情形，檢查之前一天需要洗淨頭髮，像平時一樣睡眠，不可以太晚睡，不可以服用安眠藥、喝咖啡或茶。

檢查前需要先進食，當天到了醫院，我進入了檢查室，是一個和病房沒什麼分別的地方。

醫院要求家人陪伴，護士幫我分綁起頭髮，消毒後再將很多導線貼在頭皮上，再開動儀器。

開始時需要做深呼吸、張開眼睛或閉眼動作，稍作測試，也有用燈光照眼睛等，需要測試一小時，如沒有覺得不適則可繼續檢查。

之後盡量休息，不要胡亂移動，保持平靜心情。

#10 不正常的腦電波

檢查結果指出我的腦額葉有一些不正常的腦電波，額葉是位於腦部前半部，負責運動皮質、控制情緒、集中力、決斷的能力等。

至於為什麼會有不正常的腦電波，他們說需要時間找出原因……所以我確診患上了腦癇症。

這是由於腦部的神經細胞異常放電，引起陣發的短暫大腦神經功能混亂，導致細胞之間通過的信息暫時混亂，發作時患者會因為腦癇不同而有不同的病發情況，發病範圍、維持時間都不一樣，每一個病人都是有不同的病發方式。時間可以是幾秒、十多分鐘或更長。一開始可以由一部分直到全身發作。

可分為局部發作和全身發作，再細分有數十種發作模式。

局部發作是放電範圍集中在腦內的一個部分，只有一部分腦部受影響。局部發作分為簡單性局部發作和複雜性局部發作。

簡單局部發作，患者是清醒的，但嗅覺、聽覺會有變化和所見會有扭曲、可能身體某一部份，面部手部、腳、會抽搐或不能控制，大多數發作維持數十秒到數分鐘。

複雜局部發作，患者會失去意識，對於病發的記憶完全沒有印象，可能會覺得頭暈，做出不由自主的動作，例如玩衣服，或者會到處走動，情緒激動，例如狂哭狂笑等，也有可能看到幻覺。

全身發作類型包括了小失神、大失神，多數是發生在小童身上，發作時會發呆，就像是別人跟你說話但是你沒有反應，除了發呆就不會有其他情況例如抽搐，大失神是就算你去叫他碰他，他也沒有回應，這種發作時間可以十分短暫，患者可能連自己發作過都不知道。這種發作一天會發生很多次。

強直陣攣，通常會大叫幾聲，全身會僵硬再倒在地上面，失去意識，然後手腳痙攣，一段時間停止，再慢慢會恢復知覺。不過醒來之後可能會覺得很疲倦。

陣攣抽搐，在清醒或昏迷下四肢持續抽搐，通常是半身或者全身，大概維持數秒。

僵硬，全身都會僵硬，再跌倒在地上，通常向後跌倒所以很容易會撞到背部，如果撞到頭部比較危險。這個僵硬情況很短暫很快就會回復正常。

軟弱，全身的肌肉放鬆無力支撐身體跌倒在地上，這裡的發作不會失去意識，只是在跌倒的時候要很小心會撞到手腳受傷。

我再去原先的醫院告知做過這項檢查和檢查結果，我問醫生這個病能治好嗎？醫生答我因為不知道病因，我的情況是以後一直要吃藥。

醫生說我的情況不可以爬山、攀石、游泳、駕駛、玩機動遊戲。

知道這個消息我也是會想為什麼是我呢？我很無奈要接受這件事。當時我媽叫我不要將有這個病的事告訴別人，因為很多人不了解這個病，不想受到其他人歧視。

我屬於混合型局部發作，醫生叫我試行直線、反射神經檢查、瞳孔反應測試、手畫圈圈，發現我還有手震的問題，最後開了三種他們常用的主要治療藥物去幫助我控制病情，以及一支緊急用的藥物。那一種藥物是一支針，發作時很嚴重可以注射此藥。

藥物主要是穩定腦細胞的電流活動，防止太活躍的電流，從而減少發作，需要保持固定的血液濃度。藥物的份量十分重要。

醫生說我的情況暫時不需要做手術，做手術主要是切除腦中的腦癇部分。例如有一些情況嚴重的病人，每天發作很多次，影響日常生活，可以考慮做手術。

另外有一種迷走神經治療法，將一個起搏器放置於左胸，將刺激器的神經導線放入左頸的迷走神經，再刺激位於頸部的迷走神經，再刺激大腦，提供穩定的電流減少發作的次數。

#11 掉下床竟然進醫院？

有天晚上我跌了落床，之後我整個人不能活動，救護員用擔架抬我上救護車，醫院做了檢查，原來是在睡著期間跌下床，個人心理受到驚嚇太強，反映到個手腳不能活動，住了一天醫院慢慢回復正常……

那個時候我的發作比較頻密，大概一兩星期就不適一次，例如突然半身無力、抽筋等，會倒在地上，就算外出都需要有人陪伴。

當時報讀了副學士課程，有天約了同學要做報告，我的腳有一些刺痛，走路很困難，我覺得可能一會又會發作了，我同學看到我很辛苦的樣子，以致很擔心怕得哭了起來。之後很快沒事，我沒有去醫院。

有一些病人發作前有一些徵兆，每個病人都不同的但是他們自己會知道那個就是徵兆、預感。

徵兆包括手腳刺痛、像蟻咬、麻痺、失去感覺、失去平衡、看見光圈、黑點、彩色的光點等、或聞到怪味、聽到鳴叫、蟲叫、怪聲、機械的聲音等，沒有吃東西但舌頭感受到味道。情緒恐慌、焦慮、不安感、恐懼感、看到幻覺、有錯覺，覺得自己去了另一個地方，覺得頭暈、肚痛等。

病發誘因包括忘記服藥、睡眠不足、過份勞累、感冒、發燒、肚痛、肚瀉、嘔吐、酒精、強光、螢幕發光、閃光（看煙花、閃爍的海面）、強烈閃光、聲音、過份憂傷、過份興奮等。

面對發作的病人，需要急救，首先千萬不要用硬物例如鞋子、匙羹、手……放進患者的嘴巴，以為可以幫助患者，這種舉動是很危險，有機會令患者覺得想嘔吐或呼吸困難。

也不要將正在抽搐的患者強行制止他的抽搐，因為他會更加受傷，應等待他的抽搐暫停。

千萬不要給水患者喝，患者可能會吐出水或覺得反胃，或給平日患者服用的藥物，除緊急藥，即時服用的藥物效用不大，而且藥物的份量十分重要，過少或過多的藥物會令發作情況加劇。

如果患者在高處或危險地方，需要引導他離開，有些時候避免人群聚集，以保持足夠空氣流通讓患者呼吸。

先將患者躺平，等到患者發作停止，解開患者的頸部衣服，查看是否有大量唾液、嘔吐物堵塞嘴部。一直陪伴患者直到患者恢復正常。

通常數分鐘後患者會恢復正常，患者稍作休息後將情況告訴他，記錄下情況，通知其家人，如果超過十五分鐘仍不停發作，或者患者倒地受傷、神智不清、陷入昏迷，就要馬上送醫院處理。

#12 初戀來臨

有一次在商場發作，當時我是清醒的。商場的保安很緊張問我是不是滑倒，我說是我自己的問題，不是滑倒之後，保安鬆了一口氣說總之不是我們商場的問題就好了。之後幫我叫救護車就沒有理會我。

我當時和喜歡的男生常常見面，我和他因為有相同的興趣，大家喜歡了大家。因為沒有合適的藥物，我的病情也反反覆覆的，但也沒辦法。不過那時，在十一月某天，那天我們見面，我記得他在尖東跟我告白。於是那樣我們就在一起了。我試過有天和他外出，在街上病發，但周圍沒有人理會，有一個女人以為我是減肥出事，不斷罵我，過了一會，有一個自稱是護士的女士來幫忙，不久他叫了的救護車送我到了醫院。

但家人很快知道我們在一起這件事，家人很不喜歡他，他們反對我和他在一起。有一次我病了，他來我家探望我，我問他怎麼知道我住在哪裡，他說他聽到了我對救護員說的地址，想給我一個驚喜，結果被我家人發現然後把他趕出去。我很難過，我走到街上找他，是找到他，他也很無奈就走了。

他比我小一年，我們的生日只相差幾天，所以會一起慶祝。當時我覺得會繼續在一起的。

開學後我和他十分想念大家，幾乎天天都見面。我唸書的地方很接近他住的地方。有時候會到他的家玩，但暫時沒有見過他的家人。

我們很低調，到這個時候，我的朋友開始知道我有男朋友。

這一年在幸福中度過。

#13 離離合合

先前家人在雜誌看到一個腦神經科專科醫生的訪問，他們打算帶我見那個醫生。醫生給了我一些藥。不過仍是作用不大。有天病了，男友來我家探望，我又發作，於是家人帶我去看那位醫生。醫生看到我發作的情況，就給了我另一種新藥，開始可以控制病情。

後來男友想自己租一個單位住，沒想到就真的租了，有一年寒假天氣超級冷，但我記得我們連續十天見面，過著像同居般的生活，覺得很幸福。

但是同時家人的阻撓也愈來愈多，所以令到感情有影響，令我苦惱非常。我們也開始吵架。

在副學士第二年畢業後暑假，我考上了大學唸電影與寫作系。

有一次吵架後，我就跟他說分手，因為我不想和家人吵架。

和他分手後，我以為可以完結這一些事。

然後我認識了第二個男朋友。不過家人也不喜歡這個人，令我很生氣，不知道怎樣家人才會滿意。但不久後這個人向我提出分手，是說我不夠愛這個人，這個人說知道我的心仍在他身上。這段戀情在四個月左右就結束。

記得在那幾個月他回來找我，哀求我跟他在一起，後來我們還是見面了，復合後他將我跟那人的信息和照片全部刪去。

#14 十八歲那年我們仍年輕

有次覆診，醫生告訴我這個病吃的藥的副作用是變得渴睡，反應慢，平衡力集中力變差，也會影響到可能會出現畸胎，告訴我這樣就不能生孩子，如果要懷孕就要轉藥，又要重新適應藥物，醫生好似有點為難的樣子。我聽到後只是點點頭然後就說沒關係。

那個時候男友總是覺得想多試不同的行業就不斷換工作，但也花好多時間陪伴我，對我很重視。不過後來的爭吵就是更多了，例如家人的事，工作的事，而大家仍是喜歡大家，只是在時間過去，自然是要面對現實的。那時他告訴我，不要被現實打擊到，只要兩人繼續走下去，一定可以繼續這段感情。

在當時我也和他的家人見過面，起初他的家人不喜歡我，覺得我什麼都不懂，但後來看到我和他的感情很好，又接受我和他在一起了。但之前我們分開的事，家人的反對，我們的價值觀的不同，已在這關係造成裂痕，不過我沒有發覺到，仍是覺得天天都好幸福，他很關心我，這一種喜歡大家的心情可以延續很久。

他換了幾份工作後，開始認為人要學會一門手藝，才可以生存下去。透過親友介紹，他學習剪髮的技術，開始在髮型店上班。嘗試過不同行業，終於找到合適自己的工作，他決定長期在這行發展。另一方面，我的課業更為忙碌，大家見面的次數比以前更少了。

從那時開始，我對他的了解愈來愈少，他因為工作關係染了髮，而且他變得非常忙碌，這份工作的薪水比以前少，不過他很喜歡就一直做這份工作。後來我讓他為我剪頭髮，從中感受到他對剪髮的熱愛。

他的薪水都給了家人做家用，因此他勉強維持生活，即使如此，他也有時儲錢買禮物給我，但到了後來，他連生活都很困難，始終金錢的問題會影響到一連串的事。大家的家境問題這一點是家人反對我們在一起的主要原因。家人帶給我的壓力令我覺得很煩擾，一方面又同家人爭吵，另一方面又跟他吵這件事。所以在情緒上造成困擾，只得分手。

後來我知道他和別人在一起的消息，雖然十分難過但只可以接受。

「我有時都會懷念我和你在一起的日子。」

那天最後他笑對我說：「要過得開心一點啊。」

十八歲那年我們仍年輕。

還是那個拖手時會臉紅，說話時會心跳加速，見不到大家會流淚會好想念大家的年紀。

經過很多喜怒哀樂，到了告別的時候，僅僅勸大家過得開心，祝福對方，然後分道揚鑣。

我對他的愛深埋在我的血肉裡面，和他一起的回憶總是湧現，令我覺得內心很難過，其實我都沒想過為什麼會流這麼多眼淚，我以為時間一久，可以放下這件事，但是時間沒用，我沒用。

有時懷念當時一起的日子，一生人一次青春美好歲月。

#15 弄傷眼角膜

某日我不小心被紙刮傷了左眼的眼角膜，眼睛劇痛，於是到眼科診所接受醫療。醫生說我的眼角膜有很深的傷痕，要小心護理。

我花了兩星期休息，傷痕是癒合了。不過，每天早上起床時要特別小心，因為張開眼睛時是最關鍵和最危險的，很容易把傷口重新撕裂，那麼至少要一星期才會康復。

沒想到兩年後，我的眼睛又開始痛了起來。

那是我在大學唸電影系的時候的事情，那時農曆新年快到了，我又準備拍攝畢業短片作品。一天早上起來，眼睛痛得打不開，我驚慌得哭了起來，我跟家人講我的眼睛超級痛。於是沒有上課，直接到了眼科診所。醫生說我的眼角膜有道舊傷，而且傷口撕開了，所以我才感覺到十分痛。

當時還有幾天我就要拍攝短片了，我問醫生可以怎麼辦。

醫生說給我一片透明膠布，像隱形眼鏡那樣放進眼睛表面，像是膠布那樣一來保護傷口，二來可以減低痛楚。

醫生說我休息兩天後可以像平時一樣生活。於是我戴了膠布，醫生說本來膠布要一星期換一次，但他要放新年假，所以我要撐兩個星期，而且不能讓膠布掉出來，不然弄到傷口的話眼睛又會重新開始痛。

離開診所後覺得肚餓說要吃東西，於是我去了吃甜品。憑著馬路不斷的車聲推斷餐廳可能是露天的，看不見餐牌於是由家人唸給我聽，我點了木糠布丁，食物到了也吃得很慢，我想用了半小時才吃完吧。

家人帶我到巴士站等巴士時，突然說了句很美，我不解問什麼很美，原來是附近的花開了，花是紅色的，有幾棵種在路邊，兩旁也有樹木，我想那一定很美麗吧，因為我也嗅到了植物和花香。家人說：「要是妳從此就看不見的話，就不能看到這麼美麗的世界了。」我說：「我只想趕快好起來，我會休息的。」

等到了第三天，不覺得痛了。於是張開眼睛像平常一樣回校上課，跟老師說可以到片場。老師答應了，說如果我有事要馬上回家。幸好之後直到拍攝完畢都沒有事。不過眼睛要定期滴眼藥水。在剪接時也加倍小心，定時休息。

有天我再一次到了同一家餐廳，才知道那原來是室內餐廳，不過因為餐廳打開門又十分接近路邊，才誤以為是露天餐廳。

又有一天晚上我正在和朋友們在咖啡店吃飯聊天，眼睛突然痛得連眼睛都開不了。我傷的是左眼，但可能是太痛了，於是連右眼也無法張開，因為有上次的經歷。我沒有太驚慌，先打給家人，家人說那也沒有辦法，晚了診所也關了，點的菜也剛剛到，於是我繼續吃飯。

本來半小時可以吃完的意粉，結果用了一個半小時才吃完。那是在咖啡廳的事，我跟朋友說不用理會我，要吃飯的繼續吃飯，要玩遊戲的繼續玩遊戲，我坐在座位聽見朋友們玩得很高興的聲音，依著聲音，我分辨得出他們是誰，也能知道他們在玩什麼遊戲，左邊的幾個朋友在玩啤牌，右邊的幾個朋友在玩大富翁，我當時還嚷著要玩大富翁呢。晚飯後朋友送我上車，我就叫家人在我下車的時候接我。

回到家中不知道時間，我猜是晚上十一、二時吧。家人像是埋怨地問我怎樣了怎麼這麼不小心，我說不知道怎麼了，家人也累了，母親問我要不要先到急症室，我就說妳也累了，我現在又不能做什麼，明天再說吧。

於是我感覺著距離，梳洗後，摸著牆走到房間睡覺。想到可能睡一會明天會沒事。

結果卻是愈來愈痛，我根本無法成眠，不過我感覺到家人睡得很熟，就一直等到第二天。

我就一直沒睡但是閉著眼睛直到第二天早上，我感覺到陽光照進睡房來的溫暖，眼睛也可隱約感覺到光影，早上了。

天亮了，似乎是清早，我以為慢慢會好的，我想再過了兩個小時吧，我的眼睛還是打不開，於是我忍不住叫了家人，說眼睛仍是打不開，他們馬上帶我趕到了急症室。

急症室內周圍都是人聲，我想那天是很多人吧！在那裡等了很久，我想由早上等到下午兩時吧？一來我聽見廣播說：「有突發事故，醫護人員要進行搶救，於是各位等候時間要延長。」

那時周圍的人也埋怨等了很久，都二時了不能見醫生怎樣的。

實在是等得太久，家人決定先帶我到醫院餐廳吃點東西，那似乎是白粥和粽子，不過家人叫了起來。原來我把粥打翻了。我在手袋摸出了紙巾抹著，吃了粽子後，立即回到急症室繼續等。

大概等了五個小時終於能看醫生了，聽到廣播喊我的名字，那個時候我喚家人但無人回應，家人正好走開了。

我站起身，旁邊有個女人說：「我有什麼可以幫你呢？」

「剛剛廣播叫我見醫生。」

接著女人帶我到指定的檢查位置，醫生不在，接著又有個人急忙走來，我聽到很急促的腳步聲，叫我到別的地方等醫生。於是他帶我到一張椅子坐下來，我問醫生在嗎？他說他是實習的，醫生很快到，再等一會。

不一會醫生就來了。他說要看我的眼，我的眼睛超痛，根本張不開來。

「給我看看。」於是醫生伸手打開我的眼睛，痛得我幾乎想死，醫生說我的眼睛超紅而且眼水不停地流著，稍作檢查後，他告訴我，我的情況很嚴重，眼角膜有點剝落，我以為自己就這樣要失明了？是不是要動手術？心中驚慌到不得了。如果突然失明了以後要怎麼辦？其實我做好了心理準備，接受失明的事實，迎接醫生任何的診斷結果。醫生似乎看到我擔心的模樣，就跟我說：「放心，妳的視力沒有受到影響，相信情況不會太壞。」

然後他將我轉介至眼科，告訴我，是緊急情況，明早眼科醫生來到，會第一時間來看我。

醫生叫我去驗眼和眼壓測試，又跟我說問題不大。開了一些藥，叫我明天再來。正要離開，又有個女聲叫我馬上做測試，她示意我坐到儀器前面，她不斷叫我努力張開眼睛，隱約見到有部機器，對著我的眼睛，接著會有一些風吹進眼內，藉此測試眼壓，當風吹進左眼，我覺得它簡直痛得不想再打開。

臨走時又有護士叫著我，說醫生擔心我的眼睛會發炎，有細菌感染，要我打針。我連忙去打，打針的時候毫無痛感，我想是因為眼睛太痛了，於是連打針都不覺得痛。

醫生告訴我今天醫院沒有眼科醫生，要我明天再到醫院去。我在家裡休息，開音樂聽。

到了第二天早上立刻趕到醫院再看眼科醫生，她說傷口又撕開了，不過有一些皮屑仍在眼的周圍，所以眼睛才會這樣痛。

她用鉗子將我的眼角膜位置的皮屑拔走，她說會好痛，問我要不要止痛藥，我說我不怕痛，於是她就直接拔了起來。

她拔得很小心，但我的眼睛不斷地流眼水，連她都覺得很殘忍，忍不住給我滴止痛藥水。她拔好後，也是叫我再休息幾天，給我藥然後叫我回家休息。

於是我的世界頓時變成聽廣播劇般的世界。聽覺變得敏銳，聽到引擎聲就知道車子要開，過馬路聽到聲就知道是紅燈還是綠燈，伸手去觸摸不同的物件。吃東西時嗅到香味，要去摸到食物，透過認識距離和記憶去推斷身在位置。

回家的路最熟悉，就算閉著眼睛也可以找到家門，閉著眼睛也可以寫字和畫畫。

另外和家人相處的時間多了，因為看不見很多時候要家人幫助，例如他們煮食會告訴我有什麼食物、要是外出時他們也會扶著我，或是提示我走路的方向。

起初因為眼前是一片黑暗，我走得好慢好慢，或是戰戰競競的，於是他們會說：「不用怕，放心向前走，我們在妳身邊的。」我慢慢輕鬆地走起來。

有一次我回家時，乘搭升降機以為沒人，突然以為聽到一把聲音說：「噢，妳的眼睛是怎麼了？」

我說：「啊，是傷了眼角膜。」

對方說：「這個很麻煩的，我家人也試過，花了好幾年時間還沒有治好。」

那人的聲音聽起來是個中年婦女。

「眼角膜這一些，嚴重起來可能要動手術的。」

「嗯嗯。」我說：「我想我再過幾天就好。」

過了幾天覆診時，醫生叫我試試張開眼睛，感覺有沒有痛，我說沒有，醫生說我的眼睛開始好起來，如果復發次數太多，才需要動手術。其中一種手術是激光治療，利用激光把眼角膜的疤痕磨平，也許可以改善情況。

到了第三天我終於可以打開眼睛，好過來了，我的視覺回來了，我真的感謝可以康復，所以我們要好好保護眼睛，因為它真的很珍貴。

#16 自殺念頭

家人想盡辦法找到治病的方法。他們怕我鬼上身，帶我求神問卜，看水、擺符等事都試過。我到了那裡，買了一支水，他們就可以透過水知道我有沒有被靈體附身，又說有就要幫我趕走靈體。不過我知道這自然沒有用，只是給他們一個安心。當覆診時，我媽問醫生，我是不是被鬼上身，醫生也反了白眼。一直被病情困擾，有時候很想一了百了。

例如用水淹死自己、用繩勒死自己或者跳樓，我想了想，家中沒有橫樑，不能吊頸，跳樓又會影響別人，所以我在洗澡的時候屏住呼吸，但之後因為覺得窒息而本能地再次呼吸。

有一個晚上我和家人吵架之後我決心尋死，我帶著大概六十顆藥丸跑到街上，我當時不想成為家人的負擔，覺得自己很沒用，對社會沒有貢獻，我想找個安靜的地方吞下那些藥。我到了便利店買水。

我走到附近商場的二樓，看著車輛來來往往，我的眼淚不斷不斷地流出來，我很想了結自己的生命。

就在那個時候我收到幾個朋友的電話，而且是很久沒有聯絡的朋友。他們一個接一個打給我，問我情況又跟我聊天，我決定回家，叫他們不用擔心。

最後我回到家，雖然回家後繼續受到母親的責罵，但是我除了默然，我已經想不到怎麼去做。

當時幸好到了最後沒有實行，既然難得來到這世界，當中一定可以做點什麼。遇到難受的事情，總是傷心也沒有用處，一切都無法回到過去改變。即是活在世間就是痛苦，就算不知道為什麼會來到這個世界，感受到的憂慮，也不是由頭來過就可以解決。所以後來遇到憂慮的事，我都不會理會這些情緒，我只要訂立一些目標再往前邁進，將這些難過和憂心變為行動力，直到實現我的目標。

#17 為什麼會有自殺的念頭

最近我經常想到死，有時候窒息一輪呼吸痛到不行，我想過種種的死法但是我知道就算死了也沒有意義，因為解決不到任何問題……

只有自己離開了世界但剩下還沒解決的問題，更帶給人包伏，愛我的人，我愛的人……

如果我死了，拋下一切這樣剩下一地的血墨，剩下沒有人為我而傷心的平常世界所以拖著一個軀殼生存下去，靈魂早就不知道到了哪裡，破碎而隨風而散，但剩下的軀殼仍要相信世界、人生是有希望…

很多時候，有人會認為有自殺念頭的人是軟弱和承受不了壓力的。

但是有些人的自殺念頭比較強烈，它們是自然而然地出現的，就像你晚上感到餓了想吃飯一樣。

那種自殺的念頭就像是很自然地在你的腦海中出現。也就是說，你不會刻意去思考自殺。

但它就會出現。所以你必須與這個念頭作鬥爭。

你不一定會真的去實施，但你必須等待那個念頭過去。這個過程是非常辛苦的。就像你沉入水中，非常希望呼吸一樣。

有些人說你有勇氣去自殺，為什麼沒有勇氣去解決問題呢？因為他們已經陷入了一種無法解決的境地。

只有在他們真的沒有辦法或者非常絕望的時候，他們才會考慮實行自殺。想自殺的人並不是輕視生命，而是將生存這件事看得非常重要。直到他們真的沒有辦法或者非常絕望的時候，他們才會考慮實行自殺這件事。

#18 覆診記

自從大二開始，我就覺得身體情況變差又開始失眠，醫生說是可能生活壓力，精神緊張等原因。所以我定期將病情和覆診的情況紀錄下來，間中寫了荒廢很久的日記。這些日記有些忘了什麼時候寫下，有些會寫了當天日期和天氣。

多數會見到這種情景，醫院裡滿滿都是人，深感醫療資源的缺乏，很多時候都需要等很久很久，可能幾個小時，然後才見幾分鐘的醫生，然後醫院冷氣很冷。拿相當多藥後，也查找一些藥物帶來的副作用。我用的藥物是 Trileptal，Frisium 和葉酸。

檢查方面，過程是這樣的，例如用食指碰對方的食指指尖，再碰自己的鼻子來回重覆十次、或者找一條地面的直線，並依照地面直線行走，腳尖再貼腳跟的方式行走，或者在白紙上重覆繪畫圓形。

今日前往醫院進行腦科覆診。醫生詳細問診，包括有否頭暈、頭痛、耳鳴、手抖，以及行走和視力是否有問題。醫生提醒我，如果計劃懷孕需要告知，可能需要調整藥物。同時，也叮囑我不能駕駛。醫生建議我再觀察半年後覆診。整個過程大約15分鐘。

目前我吃的藥物令我行動緩慢，身體也感到疲倦，所以儘量不外出活動。藥物劑量看似不算高，但我仍擔心會出現更嚴重的副作用，像是頭痛、疲勞、頭暈、嘔吐、健忘等。

醫院檢查和覆診當日，遇到了一位很好的醫生。醫生詳細問診並進行各項檢查。醫生表示，目前病情穩定，暫時無需增加藥物劑量。手部受傷的情況也會持續跟進。

至於暈眩方面，醫生表示如果出現就讓它自然發展，無需再加藥。之前那位醫生可能開得藥物太多，導致出現一些副作用，如視覺異常（看見一大片藍色和黑色）等。經醫生調整後，症狀得到緩解。

醫生提醒，服用腦科藥物時要注意一些常見的副作用，例如頭痛、疲倦、睡意、噁心嘔吐等，若出現不適要及時去醫院的急症室。同時也叮囑我無需驚慌，可以隨時就近就醫。

此後的日子我持續遵醫囑定期覆診，並按時服藥。醫生的調理漸見成效，我的身體狀況也有所好轉。

2023年11月6日，我再次前往醫院進行腦科覆診。不過當日我的精神狀態並不太好，有時更有一兩次忘記吃藥，醫生便表示如果有什麼緊急情況發生，無需等到下次覆診的時間，隨時可以預約就診。隨後，醫生為我開了許多藥物。

在搭車回家的路上，我在報攤上看到了一本小櫻雜誌。這本雜誌封面上的小櫻穿著紅色洋裝，頗有節日氣氛。我隨即購買了這本雜誌，並訂閱了12月份的小櫻精品。

回到家中，我稍作整理房間。翌日，我計劃前往便利店，趁著特價優惠購置一些物品。

然而，在2023年11月28日的半夜，我突然全身皮膚出現紅疹，非常疼痛。我一度擔心需要再次前往醫院就診，但最終還是聯繫了一些預約好的交收事宜。幸運的是，第二天早晨紅疹有所好轉。我隨後還是去看了醫生，醫生診斷為皮膚敏感，又給我相關抗敏藥物。

看完醫生後，我前往工作室查看近況，並整理了一些物品，找到了信箱的鑰匙。下次來的時候，我可以再取些貨品。雖然這次沒有時間做這件事，但我期待可以再安排一些時間整理。

#19 沒辦法拿起三杯檸檬茶

畢業後，我主要做文職工作，我以前做了幾天侍應，我發現我完全不能應付侍應的工作，我甚至想拿起三杯檸檬茶，我的手掌也抖至拿不穩餐盤，我的同事很快幫了我，一星期還沒有過我就辭職了。我常常感覺到挫敗，自覺做不了其他人很簡單做到的工作。我的內心一直像有一些難受的想法，覺得自己做得不好，或是一點點小事都沒辦法做好。

我認為是跟我成長路上從來沒有受過鼓勵有關，以致我沒有信心，造成很大的困擾。工作的時候，擔心自己會做錯，做得不好，這些想法積累到一個地步，令我常常情緒崩潰。我完全找不到生存的意義，也沒辦法在這個社會生存下去。所以很長一段時間，我都留在家中，讀書時暑假也不找工作，躲在家中不想見人，甚至害怕見到人，這個情況到大學才有改善。

當時我沒有跟僱主提及我的病，只是說自己身體不好，有時要去醫院覆診，幸好同事他們都有關心，有時很緊張都會問我要不要去醫院……

有一次發作後，醫生叫我吃雙倍份量藥，吃了後頭暈了三天……

轉藥後，情況有所改善，我一直和這個病症共存直到工作之後，其實除了吃藥也想不到有什麼辦法去治療，希望將來有一些新的治療方法可以幫忙。

後來因健康理由辭去銀行、地產、會計文員的工作後，我開始做兼職文員，半天工作後其餘時間全心留在家中寫作。

以前的我在思考幾個問題，都是有關自己的將來。有關將來的職業，我會當文職的工作，因為比較合適。家人提議我出國工作，因為我是個緩慢的人，那兒生活節奏較慢，但是我不認同，天大地大，總有一份工作是我可以勝任的。另外想有自己的生意，賣一些瑣碎的飾物，我想如果實現，一定會很高興的。

我像是在社會上拚命掙扎的蛆蟲，被逼追隨社會的流動而生存。人生苦短，現實不容許我追隨自己真正想要達到的目標。

面前仍有千多里的孤獨的人生，而我在一片孤獨中行走，在一潭死水般的人生裡面如履薄冰。

#20 憶述找工作的歷程

記得有一次，我獲得另一位朋友介紹了一份工作機會。是需要在一個中型商場裡面跟租戶溝通和聯絡解決他們的問題。然而，我很快意識到自己並不太適合那份工作，據說需要非常外向的性格的人，雖然猶豫要如何婉拒，雖然我曾告訴朋友這個工種一看就不適合我，對方一定不會選擇我的。但因朋友一再的催促，最終我還是遲了兩個多禮拜才發送了履歷。相信對方已經聘用了其他人。

之後，那家公司又聯絡我，表示確實需要一個性格外向的人選。我意識到自己的確不太符合他們的要求（僅從履歷就能判斷出一個人的性格）。

對方解釋說，由於我之前一直從事文職工作，應該是屬於較為內向穩重的類型。我坦言自己確實不太適合這份工作，感謝他們專程的說明，並向他們說明我遲了給履歷表。對方說可能還需要一些文職人員，於是雙方留下聯絡。介紹我的那位朋友非常熱心，所以還是請我先遞交了履歷。送出履歷後，我不免感到有些擔心。不過也是因為這個經歷我開始對那個商場感到興趣，並且間中在哪裏閑逛，發現那裡食玩買的地方一應俱全。

這次經歷讓我深刻體會到，在尋找工作時，需要準確地評估自身條件，並謹慎選擇適合的機會，而不能盲目接受他人的介紹，浪費他人的心意。

#21 照顧者的需要和面對的考驗

當家中有一個長期病患，對於照顧者來說其實都是一個考驗。首先可能是一個負擔，因為照顧者未必有時間長期看顧患者，並且需要不同的人輪流照顧而在尋找幫忙的人時可能遇上了困難，甚至失去休息和工作和日常生活的時間令到他們身心健康造成負面影響，整體生活水準下降。

照顧者辛苦的付出和辛勞，可能會被忽略，造成照顧者的努力未被肯定因而覺得無力和沮喪，因而產生不想再繼續照顧對方的念頭。

照顧者和患者可能時有爭執，互相埋怨，產生爭執衝突，照顧者可能難以理解患者的實際需要和需求，患者又因為病情影響，身心疲憊。

照顧者可能會感受到經濟上的壓力，例如醫療費用，藥物或者是各種療程所需花費，可能會對他們造成重大的經濟負擔。

照顧者可能不熟悉社區資源，例如社會上的輔助機構、服務，病友會等，忙碌生活令他們無時間好好了解，更可能錯過適合的輔助時機。

他們也有可能不知道自己的照顧方式是不是正確的?可能對自己缺乏信心。

特別是照顧年老的病患，照顧者很多時候擔心自己做不好照顧的責任，引起照顧者的自責情緒。

有時候遇上病情的轉變，面臨患者多變的情況、情緒，可能不懂得處理雙方的情緒或者準確掌握病情，需要外界更多支援。

但同一時間照顧者可能會覺得自己最熟悉患者，特別是親人，並且覺得對方是依賴自己拒絕其他機構的幫忙，或者不想造成外界的困擾而拒絕接受幫忙。

有時候又因生活上不同的事情令到照顧的過程被簡化，或者成為慣常，未能意識到患者的需求，患者可能覺得無助和被忽略。

總結需要照顧者和患者隨時保持溝通，坦承大家的感受，加上社會的關懷，尋求社會的照顧者團體協助，以確保雙方的心理健康和維持生活品質。

#22 患者在職場上面臨的困境

友人病情嚴重，一天發作達二十三次，因為在職場中因病情影響他工作，常常需要請病假，最後無奈需要辭職，在此說明一下患者在職場上可能遇到的困難。

職場文化中對病人的不理解，可能在他們身體未能痊癒狀況下要求工作，或者期望他們可以表現出跟完全健康的人同樣的工作表現。

對患者的不適和痛苦表現出漠不關心，無法理解患者的困擾，變成一個困局。

患者可能身體狀況不佳，如果上司對他們情況不理解，也可能不想麻煩而令患者排擠在團體之外，欠缺交流，又可能對疾病產生刻版印象，錯誤的理解。

他們可能被拒絕請假看醫生的申請，無視他們需要可能調整工作時間。或者升職機會或工作機會受到不公對待，影響患者的事業發展。

若此情況繼續下去對於整體的困擾，可能遇到缺乏同理心的上司和同事、不合理的工作待遇，面臨生活上的困難。

只可以雙方多加溝通，了解疾病以及患者的急救需要，制定公平的政策和互相尊重，早日解決各方的問題。

#23 友人的病

近日得知朋友的兒子跟我患上同一種病，於是問我一些看法。她兒子剛剛確診，也不定期病發，身為母親的她，無時無刻都擔心不已。因為醫生找不到病因，又找不到合適控制病情的藥物，於是母親顯得焦慮。

擔心兒子不知何時病發，擔心無法負擔醫療上的費用，各式各樣的煩惱，然後這心理上的壓力反映到身體，自此母親經常嘔吐和覺得胃痛，悶悶不樂，於是兒子也受到她的情緒影響，情緒也顯得低落，比以前安靜了一些。

而且兒子的一舉一動，母親都心驚膽顫，害怕他會突然暈倒。母親會叫著兒子不要隨便走遠，一病發就害怕得不讓兒子上學，但這長遠不是辦法，日常生活還是要過。我認為家人陪伴和支持是十分重要，兒子也不希望生病的。

如果太擔心病發的情況，用焦慮的態度去對待大家，而對雙方造成壓力，那實在不智。我認為母親可記錄兒子病發的情況和時間。病發形式是有一定的規律，人人不同，而病發之前會出現一些先兆，要了解到這一點，要掌握先兆發生的時間和次數，病發的情況，幫助醫生判斷，詢問醫生意見，方便醫生診斷。最重要是用放鬆的態度去面對這場病，終日憂愁不能幫忙整件事。如果情況不是嚴重，我認為面對病的態度是要繼續日常生活，而且不能逃避，不要害怕給其他人知道。

這個病最令人困擾的地方是不知道何時會病發，的確很煩，因為這種病不能根治，只可以用藥物控制，若果藥物無效，可以用手術。當知道這個消息的我也難過了很久，都有難過為什麼會是自己，不過我覺得所有發生在自己身上的事都一定有原因，病也一定有原因，可能是要我成長、改變自己也說不定。

#24 心臟

以前醫生檢查了心電圖報告說過我的心臟有些問題但是問題不大，我問他們究竟是什麼問題他們說不用擔心，所以之後我又忘記了這件事。我後來做了定期身體檢查，發現是心律不整、心室肥厚和右傳導枝不完全阻滯。我要求醫生轉介我做一些心臟檢查。至於心臟問題我會否再看心臟科查詢，應該是這幾年的事，而且心臟科排期非常久……

後續：有一陣子做普通身體檢查發現心跳異常，到醫院排期後，足足排期兩年終於輪到我做心臟檢查，雖然是個初步的檢查但是等了十分久？那是一個心臟超聲波檢查。可用作檢查心臟的結構以及判斷有沒有什麼異常的情況。建議著鬆寬衣物，進入檢查室後，先在床上靠左側臥脫下上衣，會調暗房間內燈光，醫生會觀察顯示屏，用儀器做掃描方式檢查，記錄心跳聲和血液流動的聲音，心瓣膜移動的情況等。

醫生說我的心臟比其他人大，不過暫時不需吃藥，先可以觀察一下。

心臟較大的問題是心跳加快，有時會呼吸困難，所以要多多留意身體狀況，因為情況太嚴重會造成心臟衰竭，心臟的健康問題的確不能輕視。一些因素會令心臟較大，可能是血壓，是一個評定心臟病的重要因素。

不過心跳加快可以是焦慮、飲食等原因，也需要注意有沒有胸痛等不尋常的症狀。也許需要再作一些檢查吧。

我本身心臟比較弱，所以也能理解有一定問題，沒想到這麼快出現⋯

有時候我覺得我的人生很像戲劇，常發生很奇妙的事情，有機會再和大家分享。

#25 打針記

於2021年8月31日晚上7時打了第一針，記錄如下。

打針流程是：第一個人會查看你的手機短訊，對你的姓名等進行確認；第二個人會發給你一張單張，並解釋相關針劑的注意事項，要求你出示身份證。第三個人會幫你輸入資料，詢問是否有任何疾病。第四個人會幫你注射針劑，隨後第五個人會帶你到休息區，並讓你領取打針卡，最後第六個人會發給你口罩和小記念品，然後讓你回家休息。

類似多次確認的流程，所以我不明白新聞提過為何會有人連續打了兩支針，難道前面幾個人都做錯了？

暫時已知的副作用（不同人打後各有不同的感受，在這邊分享一下）如下：

(31/8) 打針後一小時內身體仍然抽搐，我非常害怕。職員他們為我提供了一張床讓我在現場休息了半小時。回家後晚上仍感到寒冷、呼吸困難、氣喘，我打針的地方也非常疼痛，整個人昏昏欲睡，休息了十幾二十個小時。

(1/9) 累到像大感冒一樣，甚至去洗手間都覺得肚子痛，非常難受。希望能夠熬過這些副作用，心想天啊還未打針的人不要打了，副作用太恐怖了，我都沒想到第一針會造成這樣的情況，我開始不敢打第二針了，醫生也可能不會開證明。他們叫我至少休息兩三天，喝水，好好休息。

(2/9) 今天第三天，仍感到頭暈和發燒。我今天也會繼續休息，因為現在就像感冒一樣非常疲憊。這支針不是預防疫情，而是讓你在感染時不會出現症狀，但你仍會傳染給他人。所以外國的朋友們打完針後仍然感染，這就是原因。但你還要經歷一輪艱難的副作用，卻沒有任何改變，也沒有真正預防作用。一想到這裡我就很生氣。

若公司強迫你打針，不要因此而辭職，也不要傳染給其他人，因為你自己也不知道是否已經感染。很多人全都打完針了，卻發現這支針是無用的，真是後悔莫及。

(3/9) 第四天：打針的地方不痛了，但仍然非常困倦和肚子痛。腦海想了一些理財的問題，盡量減少開支，過簡樸的生活，一個月開支在2400元左右，儘量一天不超過60元，慢慢積累，我的朋友也都是這樣生活的，這種方式可以斷捨離和降低物欲。

(4/9) 第五天：精神好多了，手也不痛了，針位置出血情況有所改善。看了很多疫苗的資料。

(5/9) 第六天，情況有所好轉，繼續休息。

(6/9-7/9) 去醫院複診，和醫生討論了打針的副作用和生育問題，醫生不願意開證明，但說我可以繼續打第二針。

打完第一針的第15天，到了晚上手腳會出現一些紅疹（白天沒有這麼嚴重），還有肚子痛，我已經看過醫生，醫生說與針劑無關，開了藥膏給我，建議我可以打第二針。第16天，經期本來已經結束，又再次來潮，醫生檢查後說沒事，再開了一些藥。

副作用一直持續。我真的已經覺得捱不到。雖然所有醫生都叫我打第二針，但我真的很害怕。

(4/10) 10月7日要打第二針，我被逼得喘不過氣來，真是慘爆。

(7/10) 到達疫苗接種點時，有一位醫生看完我的情況後，說要轉介我去看另一位醫生，今天不會打針，下次要從第二針開始打。他很好心地和我聊了半個小時，說我對這種針劑很敏感，他不敢幫我打，會給我一封轉介信，讓我先去看其他醫生，找出原因後再決定是否打第二針。

我打了第一針受到這些副作用的折磨，我一直在拖延打第二針的日期，也在尋找醫生開證明讓我不用打第二針。我本來就有長期疾病，第一針的副作用已經讓我受苦不堪，我不敢再打第二針，但醫生卻都不願意幫我開證明。

(17/10) 打完第一針大約一個月後，我去疫苗接種中心詢問了一下關於紅疹的情況，有位醫生開了一封轉介信讓我去過敏科看診。

我最近又詢問了一下順勢療法的方法，醫生建議我可以服用亞麻籽油。

(20-23/10) 醫院很快就打電話讓我去過敏科就診，我和丈夫這幾天見面聊天，也談了一下未來的打算。看完過敏科醫生後，他說我仍可以打第二針，只要長期病情穩定就沒問題。

(14/6/2022) 我本來沒有打第二針，只能去看醫生。到了診所那裡，要拿好多文件，有醫生照顧檢查。想醫生開醫生紙。

不過一直沒有拿到醫生紙，最後由於要舉辦婚宴的關係，六月中就打了第二針，打完針後反應沒有第一針強烈，出現了手腫、針眼處疼痛、頭痛、濕疹，間中晚上就會出現。過了一段日子慢慢打針處不痛但還是有濕疹。

（10/10/2022）今天我到醫院覆診，醫生說我可能患上一種罕見的疾病，會慢慢失去活動能力，或者是缺乏某些維他命。醫生建議我抽血做檢查，結果需要抽8管血才能全部驗完，然後就讓我回家休息了。

（1/3/2023）終於，香港成為全球最後一個取消口罩令的地方，從今天開始，在室內外和交通工具上都不需要再戴口罩了。能夠重新呼吸新鮮空氣真是太好了，中午我吃了蒸魚頭飯和咸牛肉蛋麵，去了一家老字號餐廳吃了些小菜，感覺就像回到了以前的生活。

總的來說，這一年多的時間裡，我經歷了疫情帶來的各種困擾和身體上的不適，但最終還是迎來了生活回歸正常的那一天。雖然過程有些崎嶇，但我很感恩終於擺脫了疫情的陰霾，能夠重新做回自己喜歡做的事情，感受到生活的美好。

#26 牙痛

2021年7月，我前往牙科診所就醫。醫生表示，由於我一直拖延就診，智慧齒已經需要拔除。當日，醫生為我拔除了一顆智慧齒，囑咐我下個月再來拔除另一顆。

拔牙後的8號當日，傷口仍在滲血，我無法正常進食和說話。我又感到暈眩到診所就診，醫生診斷我患有恐懼症。每當需要打針或進行手術時，我都會感到恐慌，出現發抖、想暈厥等症狀。醫生因此開了止血藥物，並建議我多飲含礦物質的飲料。醫生表示，傷口會逐漸愈合，出血情況也會逐步緩解。

經過三天的滲血，傷口終於完全止血了。這期間，我觀看了電影《梅艷芳》。

#27 看中醫記

今日，我再次前往中醫診治。醫師為我針灸，施針達二十一支，相較於上次的五支試針，數量實屬大幅增加。雖然針灸過程略感刺痛，但我仍努力承受。不慎一個動作，又使原本的痛楚再次增加，真是慘不忍睹。值得一提的是，在拔針時竟有微量出血。令我倍感驚恐。

經診斷原來我的右手並非單純勞損，而是由於手腕骨稍有移位及腫脹所致。顯然未來我還需要持續接受針灸治療。

我深感使用滑鼠時不搭配滑鼠墊確實有失考慮，導致了如此後果。真是自討苦吃，為免加重病情我暫時不敢長時間用電腦。然而，即便如此使用手機恐怕亦會產生相似的影響。

#28 漫長的咳嗽

前些日子感到不適，便前往西醫診治。私家診所醫生診斷為感冒，給我相關藥物。雖然吃了藥，但我因為見有少量咳嗽喝了自行在藥房購買錯誤的咳藥水，引致劇烈咳嗽，導致整晚難以入睡。次日，我心跳加速，行走、上下樓梯時都感到氣喘，頭暈，以致我走在大廈地下需靠牆稍作休息但被保安趕走，我只好走在街上不過當天我一直看的醫生休息了。我只好在公司附近看了中醫吃了一劑中藥後再休息，翌日遂再次就醫。

醫生表示，之前開的藥物可能產生了相互作用，加重了感冒，並導致了急性支氣管炎。醫生隨後開了新的藥物，並警告我如果症狀無好轉，需要前往醫院就診，以防發展成哮喘。醫生叮囑我今後要注意保重。

2023年10月18日至24日期間，我在一條斜坡上不慎滑倒，跌在石地上，膝蓋受到擦損流血。回家後我及時清洗和消毒傷口，但4、5天後傷口周圍又有擦損情況，疼痛難忍。咳嗽加上腳痛令我覺得很沮喪。

2023年12月感冒症狀遲遲未能好轉，我再次就醫。醫生開了抗生素，但要求我先將其他藥物吃完，才使用抗生素。用藥後我感到很疲憊，中午進食也提不起胃口，勉強吃了些米線。當天中午我取到了在台灣網購的布丁造型小銀包，感覺很有趣。網購確實十分方便，幾天就能收到。當時我就嘗試自己開心一些。

咳嗽的情況維持了大半年後，私家診所醫生轉介我去灣仔的肺科診所，開了一些緊急藥物給我，輾轉又轉介我到醫院，內科的呼吸科醫生診症。

#29 呼吸科新症

今天去了看呼吸科，被安排教授問診，有醫學生一起（10人）沒想到有醫學生一同陪問，問了我很多問題，寫下筆記。問了我經歷和很多症狀方面問題，初步是看看有沒有氣管敏感的問題，以及患上哮喘的情況，再空腹驗血，下一次詳細檢查大概是一年後。

12月12日，我前往醫院做X光檢查和覆診。醫生開了咳嗽藥水、含類固醇的鼻噴霧等藥物，並查看了之前的抽血報告，發現我報告存在一些異常，如紅血球過多、特定敏感因子偏高等。醫生安排我於明年再次檢查。

醫院人聲鼎沸，我等待了很久才見到醫生，整個過程耗時頗久，令我感到疲憊不堪。

12月16日，天氣突然轉冷，我的咳嗽症狀加重。就留在家中休息。我在家中觀看了幾集電視劇，並為藥師少女的獨語廣東話主題曲填詞。

2024年1月3日，我進行了全身體檢，但抽血過程非常痛苦，抽血員反復嘗試了三次才成功。體檢持續了一整天，直到黃昏時分我才離開醫院。臨走前，我順道去玩具店看了看，但發現已經打烊。於是我改去壽司店用餐，點了三文魚、鯛魚、牛肉烏冬等菜品。

2024年2月8日，我又前往醫院進行肺部檢查，花費了大半天時間。做了一個肺功能測試，主要是用儀器記錄呼吸的流量和速度，反映肺部的情況，評估疾病的程度，氣體交換的功能。需要吸氣然後呼出，重覆做三次，是一個基礎的檢查方式。姑娘表示因為我的肺功能比較弱，所以比其他人的檢查時間更加長。

4月9日，我再次到醫院進行肺科復診。兩位醫生，一位是實習醫生，一位是資深醫生，仔細討論了我的病歷，期間實習醫生認為我不需要服用藥物，但資深醫生堅持要我服用，隨後開了大量藥物。資深醫生指出確診我患有哮喘，並安排我於1個月後進行進一步檢查。這個安排令到我十分困惑。不了解為什麼兩位醫生對於病情的看法會南轅北轍？

4月10日至11日，我參觀了一處市集，但大半天都在與醫院聯繫預約檢查時間。期間，我繼續修改新詞曲，整理工作室。我的心情有些沮喪，因為之前醫生開的藥物讓我感到難過，十分煎熬，甚至有三天無法按時服藥。不過，我會靜下心來，認真遵醫囑治療。

#30 呼吸科相關藥物

預防病發藥物，包括吸入性類固醇，減低發炎的症狀。緊急藥物用於減低哮喘發作時的症狀。氣管舒張劑暫時降低氣喘以及呼吸困難的程度。

但是因為病人會依賴緊急藥物，所以就要提供預防病發藥物給病人定期使用。病人先學會使用藥物的方式，以及根據醫生的指示使用，不要隨便停藥。這種預防病發藥物需要長期使用。

主要用法是直接吸入藥物到達肺部，用後需要記得漱口，因為會容易長口瘡，另有口服的哮喘藥物，這些藥物帶來的副作用主要有頭痛、嘔吐和顫抖。緊急時可以服用吸入式藥物以及口服藥物。

#31 飛機耳

2024年3月18日至19日，當天我旅遊返回香港後，落機時就感到耳朵劇痛，隨後出現了聽力下降的情況，令我十分擔心。我隨後就醫，先致電診所預約時間。

醫生解釋道，這種情況通常發生在剛剛搭乘飛機後，是因為氣壓變化引起的耳壓失衡所致。

醫生表示，這種症狀通常會在幾天內自行緩解。果然，我的情況在數日後有所好轉，但仍偶有耳鳴的情況。我打算再次就醫，以確保恢復良好。我也查閱了一些關於「飛機耳」的相關資料，發現嚴重版本的症狀可能需要進一步治療。

幸運的是，我原本就有意前往診所就診，但好心的醫生卻在網上通過通訊軟件告知我，其實只需等待耳朵自行恢復即可，通常在一週內就能好轉，無需親自到診所。先觀察一兩天再決定吧。

3月19日，我的耳朵狀況確實有所好轉，但仍存在輕微耳鳴。前一天我還順便就診了牙科，今天我繼續安排和友人合寫散文的相關事宜。

#32 腳傷記

那天當我在地鐵下車時，腳突然感到一陣刺痛和麻木感。我試圖繼續往前走，但卻感到腳部劇烈地扭曲了。劇烈的疼痛讓我頭暈目眩，渾身冒冷汗。我意識到自己可能扭傷了腳踝，立刻停下來嘗試恢復平衡。

幸好旁邊有兩名熱心的乘客看到了我的狀況，立即上前扶住我，避免我跌倒在地。與此同時，車站工作人員也趕緊過來查看情況，並協助我坐下休息。他們有救護員仔細檢查了我的腳踝，並確認似乎有輕微腫脹和瘀傷。

通知家人後，父親很快開車趕到車站接我。看到我痛苦的樣子，他立即表示要送我去看醫生。我們隨後前往附近的一家跌打診所就診。

醫生仔細檢查後確診為輕微扭傷，並為我包扎固定。他叮囑我要好好休息，適度活動，同時包紮以減輕腫脹。醫生叮囑我務必休息。

這對我來說確實是人生第一次遇到如此嚴重的扭傷。劇烈的疼痛一度讓我懷疑人生，覺得自己很脆弱。不過，在家人和工作人員的幫助下，我最終順利就醫並開始恢復。這件事使我意識到在日常行走中更要提高警惕，避免再次遇到這樣的意外。

#33 輪椅記

弄傷了腳後，我在家休息了兩天。丈夫不知從何處借來一輛輪椅，隨後帶領我前往商場用餐。坐在輪椅上的我切身體驗到了諸多不便。我不得不仔細尋找可供上落的斜道，並依賴電梯升降以方便出入。途中許多陌生人投射而來的眼神，亦令我感到略微不自在。

用餐時，我更遇到了其他困擾。作為不常用的輪椅使用者（上一次用已經是在醫院留醫）我不熟悉如何將輪椅妥善摺疊收起，幸好該餐廳內部空間寬敞，足以容納輪椅的擺放。然而我卻無法自行前往自助區取用水杯，這亦令我感到不便。

這次亦有一些熱心人士主動伸出援手。由他人的善意關懷我感到溫暖和慰藉，使我對他人的善意產生了更深刻的體會和感激之情。

#34 談成長

我即將講述的是關於父母為何不可犯錯，以及乖巧孩子所面臨的悲劇到底是怎樣的。

一個長期要聽話的小孩對於成年人有何影響？

一個長期被控制、失去獨立思考能力的小孩，在進入社會後會遇到什麼困境？這是整個亞洲社會教育所面臨的問題。

批評父母有哪些問題？以上各點我將嘗試提出一些看法，並分享自己的經歷。父母是否以崇高的身份，或只是普通人，利用他們認為高尚偉大的身份來監控他們的小孩？

這類問題在少子化時代是一個廣泛討論的議題，涉及從個體問題到社會價值觀等多個層面。

舉個例子，媽媽希望你走上一條好路，過得快樂等期望。但你很快就會了解到人生並不順利，每個人都有人生課題，有起有跌。

不快樂的時候往往比快樂的時候多，因為這樣你才會珍惜快樂的時間。

過於簡化、簡單的教育方式，導致在社會中的一次次適應比其他人更困難。忽略內在本質、早期性格，過度抹去社會特質，以及在社會上建立人際關係、構建各種人際互動，這些都成為痛苦的根源。

所有這些問題，包括少子化、獨生子女、溺愛等，雖然被認為是為了孩子好而進行的各種付出，但在教育方面卻常常面臨困難。

因此，我現在所做的就是關注自己的人生，引起家長的反思，讓父母思考什麼才是真正的教育。

下一步是影響其他家長，反思教育。教育子女是一件非常困難的事情。早幾年我曾在網上教育平台表達過這個觀點。我們所做的是改變這個社會，不僅僅是關注飲食和找工作，而是關注教育的根本，關注人的存在和人際關係。

這是我們首先要做到的事情。

#35 孩子的成長所需

有些父母過份溺愛和關心孩子，令孩子欠缺應付挑戰、解決問題的能力，失去獨立性。

長期被控制的孩子在適應社會上可能遇上困難，培養孩子的行動力和獨立思考的能力。

父母常常對孩子抱有未來的期望，可以嘗試平衡孩子的能力和父母的期望，減少孩子的負擔，令到孩子有更大的發揮空間。

教育資源不足，分配不均，令孩子面臨更大的困難，需要提供平等的教育機會。教育科技上改善提供有效多元化的教育方式。培養孩子的創造力、批判和社交能力。

除了學術知識，都需要觀察孩子的心理健康，可討論孩子的情緒管理，應對生活上各種壓力、建立良好的心理狀況。

除此之外學校和家庭都是對孩子重要的場所，應好好建立合作關係，支持孩子的成長，幫助他們的學習。

#36 無子族

我從前也像一般婦女一樣，對於生兒育女覺得是平常事，自從接觸到一個無子族的團體後，徹底改變了我對生育的看法。

我十分認同他們的觀點。他們主張如果真的愛一個孩子就不要生他出來，以免他遭受到世上的痛苦。

無子族的看法引導深思，這不是優生主義，優生主義是優秀的人可以生育，比較偏向無生殖主義是拒絕所有生育，而不管怎麼優秀的人都逃不掉生老病死，這兩個主義也不是反對人類生存，現在出生的人已出生，這是一個注重將來後代的觀點。

更大的轉變是自從我患病後親身體會到一個內在的無力感和困難，體會到在這個世界上生存的艱辛大於美好，感受到在世上生存的難處，令我更加同意如果人不婚不生，可能免去後代的痛苦。

對於這個看法肯定有不少人是反對的，而且未必接受得到，但是我好像發現了新世界一樣，在這個團體裡面，我找到了很多大家有共同看法的人。如果不想影響孩子一生，唯一的方式就是直到這代感受過世界就足夠。既然自身感受過生而為人的痛苦，為什麼要一個新生命承受一些已知的痛苦呢？不想再延續痛苦，這一代人感受到就已經足夠，表面上是消極的想法，實際上是更加關心後代。

這一些看法蘊含了人類生存時遇到的困難，世界充滿了不公和苦痛，此刻可能做的事情給予下一代更好的將來。

生育子女就代表負上一個責任，確保後代的幸福和福祉，要為他們創造一個生活上的安全感。

社會應該提供更多支持和資源，確保後代有一個更美好的未來，對於社會的持續發展也是重要的議題。社會提供更好經濟輔助、產前產後的安排，生育津貼、托兒所服務等，建立健全的教育體系，減輕父母的負擔，加強對於單親家庭的照顧，鼓勵企業做出彈性的工作安排，更多更多的措施，在個人價值觀和社會之間達到平衡。

#37 宅女

最近我看到一篇關於孩子擁有碩士學位卻宅在家中。父母因此感到悲傷的文章。就算你讀了很多書，並不等於定能適應社會。我曾分享了我自己的成長經驗，以及為什麼我沒有後悔，那麼在此也稍為提及一下。

從大約12歲到20歲，我很少離開過家中。有些人可能會稱呼我為「宅女」，當時還有「宅男」，但現在沒人再這樣說了，他們叫「毒」，我覺得這個用詞比起「宅」更加刻薄。

我可以整天待在室內畫畫、寫作、玩線上遊戲，除此之外什麼也不做。我只上學和補習班，不想和外界互動。

小學校長告訴我我適合在中文中學學習，而不是英文的。雖然我在中文中學表現得更好，但我看到媽媽感到不滿，所以決定嘗試參加英文中學的入學考試以及面試。

在面試之後，他們當然沒有接受我，因為我的英語水平不達到他們的標準。我接受了這種情況。

最終，我被政府派位分配到同一所中學，媽媽很高興，說校長低估了我，我仍然可以在那裡學習。但我內心真的很生氣，因為我沒能通過面試，證明我不適合那所學校。然而，我仍然努力學習。

那時候，我常常向同學問功課和求助，但他們覺得我煩人，不理睬我。最終，我停止了求助，每天只想在天台跳下去。我不知道為什麼我必須繼續過著那種生活。但我後來阻止自己有這種念頭。

你可以想像得到，我的父母對我沒有取得任何成就感到多麼失望。暑假期間我不工作，我確實做過一些短期工作。我只是不喜歡被人命令，多年來我沒有為家庭做出任何貢獻。直到上大學時，我開始改變，因為我需要更經常地在公眾場合演講，與他人合作。

我有嚴重的社交焦慮，在四人以上的群體面前感到緊張，但我無法避免不和別人交流。我不喜歡團體活動。我仍然比別人更討厭上班，但我發現在畢業後比以前更容易適應生活。我只是不喜歡被別人的規則束縛，更喜歡獨立工作和按自己的時間進行工作進度。

#38 補習

以前我有一種與他人不同的傾向，有些人覺得我很奇怪。那時候，我正在學習哲學，和別人談論事情的方式也不同。有一天，有人對我說：你看起來很認真和緊張，難道你不能放鬆一點嗎？

他們認為我沒有話題可談，建議我談論名人明星什麼的。之後，我所認為的朋友要麼在工作，要麼在下班後學習。實際上，我一直對閱讀關於宇宙的書感興趣。我去的補習中心有很多關於這個主題的書。該中心由一個教會營運，那裡有一個煮美味食物的老太太。我應該加入一些我感興趣的課程，而不是去補習中心。

在家裡，我整天都是和一個工人相處，她照顧著我。那個工人並不嚴厲，甚至會看我做功課。但大部分時間，我都在玩遊戲、在紙上畫畫和在線上和其他人玩。

我基本上不知道自己在做什麼，對我的學業也沒有幫助。除了照顧我的老師，補習中心有一天引進了電腦。我對此十分著迷，甚至霸佔了電腦不讓其他人使用，作為懲罰，老師禁止我使用一個星期。

對於數學作業，我會去補習中心只是複製標準答案，而不理解它。那時候，習題有標準答案，所以我只是複製那些答案。當老師問我想做什麼時，我告訴他們我不想做作業，因為我不喜歡做。

當然，老師告訴了我的父母，說教導我很困難。他們建議我父母和我談談這個問題。老師是教徒，她可能認為我被魔鬼引誘，建議我去教堂。我並不在乎，繼續去補習中心，但我聽從老師的話，做了作業。

一兩年後，補習中心停止運營，老師教我與他人分享東西，而不只是關心自己。現在，這位老師住在我家附近，所以我有時會見到她。

#39 續乖

熟悉我的人都知道，我的家是一個充滿愛的家庭。給人的印象是一個幸福的家庭，家人對我都很好，愛我。

儘管他們的本意是出於愛和關心，但他們卻選擇了錯誤的方式。他們只是想讓我聽他們說，成為一個會聽話的人。可是後來發現，作為孩子，我小時候很安靜、乖巧、聽話。長大後，這種痛苦變得更加明顯。

事實上，家人在我小時候也打過我（當年的家長很常常體罰孩子，但現時因教育和文化改變，已愈來愈少家長體罰孩子）但由我長大後就不再打了。這種極其令人窒息的教育方式會對我產生影響，我看到人就感到恐懼，不想見人，只想躲在一邊。在家的時候，我常常感到煩躁，稍微有點事情都會很生氣。回想起來，這種浮躁的感覺與家長的教育方式直接相關。

很多時候，這是由於童年時期的教育。經常受到批評和責罵，缺乏讚美。有時會受到諷刺。這種精神上的長期折磨，找不到其價值，導致長期的自信心低落和迷茫。

當父母在孩子小時候對待他們的方式與他們自己小時候被父母對待的方式相同時，他們在教育子女時也會採用相同的方法，即長期的嚴苛和苛刻，或者不斷地將子女與他人比較，這並不能使子女更好地成長。

原生家庭的教育方式出錯只會給子女帶來心靈創傷、精神崩潰或折磨，進而影響他們的成長和人生。

因此，在早期教育時，家長們要注意這一點，在選擇打罵子女之前，可以多一些理解對方。子女也是有感情的人，而不是父母的附屬品。

#40 比較

過去，在家庭教育中，常常只是一味地說「不可以這樣，不可以那樣」，但從來沒有解釋原因，只是給出很多指令，要你聽他們的話。甚至連喝牛奶都會被逼迫，像當你是一個木偶。明顯感到很煩。現在回想起來，這種方法確實存在很多問題，有時還很無聊。在商場裡行走時，無緣無故地走開又走遠，只是想看看我會有什麼反應。是誰想出這個無聊的點子啊？這樣做到底有什麼意義呢？然後接下來他們又會找我，差不多長大了就有不同的玩法，升到中學就會讓我和其他人比較。

這個世界一定有很多人比你更好，也有很多人比你差。所以當你與人相處的時候，你又要比多少次，比多少個人呢？這種方法不斷地削弱孩子的自尊心，逼迫他們看到其他人的優點，以為這樣可以激發孩子的競爭心理。但其實這種方法是非常無效的，如果這是家長所期望的，不斷地重複其他人的人生，想孩子擁有跟某某某一樣的成就，為什麼不考慮一下孩子自己想要成為怎樣的人，才是最重要的呢？

#41 成長夥伴

先前看到一篇文章，內容是講述了印度著名智者薩古魯的故事。他經常在公開演講中解答人們在生活中的困惑。一次，有人問他在與孩子相關的選擇中應該由父母做決定，哪些應該由孩子自己做。薩古魯反問為什麼要替孩子做決定，該信徒認為這是父母的責任。薩古魯回答說，我們應該明白孩子只是透過父母來到世界上，他們不是財產或工具，如果將他們視為財產或投資，這是對造物主的褻瀆，將會有代價。我們應該成為孩子的成長夥伴，而不是成為教育他們的父母。

父母的角色是孕育並帶領孩子來到這個世界上，在他們出生時這項工作就完成了。然後支持和陪伴他們成長。作為父母的優勢在於你擁有比孩子更多的生活經驗和閱歷。正因為如此應該積極地引導他們成長。如果你不引導，可能會讓他們走上錯誤的道路。

他的回答讓我想起一些子女應否付出一些回報的看法，很實際的說說家用，我畢業之後長年九成都沒有給過家用，除非我阿媽發脾氣，說養到這麼大都沒有家用才給幾百元給她。

說養到大就要給家用是什麼邏輯？又沒有人叫她生我出來。

生完孩子養大他是父母的責任行為，所以父母不應該對孩子說養到你這麼大，你應該如何如何，因為孩子並沒有要求你生他出來，是你自己選擇生他出來，這條路是你自己選擇的。

養一個小孩至少花費六百萬，如果沒有生孩子，至少還有六百萬在手，自己樂得不知多開心，不用在這裡為家用爭吵。

如果生孩子出來是為了讓他月月給家用，不如去投資更實際，準備好自己養老金。

聽完我阿媽的埋怨方式，就會明白，不懂得教導如何顧住賺錢，錢和錢，卻不好好照顧自己，然後影響了我的健康和學業，只剩下叫我去補習。所以我被人說我不孝順，思考方式奇怪，我覺得只是很自然的推理，你都強逼一個生命來到這個世界，困在學校二十年，工作大半生，最後在醫院度過，還有什麼理由要求回報？實在是莫名其妙。

#42 讀書

續關於英文學習話題，其實我本來就有英文基礎，我在幼稚園和中學都是在英文學校就讀。然而，隨著時間的推移，我漸漸失去了使用英文的機會，因而生疏了。

除了中史、普通話和中國文學，對於其他科目都是用英文授課的人來說，如果不懂英文或者英文程度不高，實在是很痛苦的。因此，至少要理解老師在講什麼，從初中一、二年級開始到中三…當時讀書有一個名為中三淘汰試，需要做一個評核決定學生去留，中五和中七各有一個公開試，而現在的 DSE 則可以讀到中六才畢業，我在初中時因為教學環境轉變，我感到是最辛苦的時期。我後來甚至連高考都沒有考，我知道自己浪費了太多時間。

我一直覺得我讀不成書，原本應該在讀完中三就不如離開學校開始工作，但後來因家人的期望被逼繼續讀書。我讀完大學都已經二十六歲了，錯過了其他人六到七年的工作經驗，如果你中途不讀的話，那進度就更落後於他人。

關於出國留學的事情，在讀完中六之後，我打算去外國讀書，在美國讀書半年後，一個假期我在香港探親時生病了，但後來因為生病就繼續留在香港就讀，外國那裡的醫療費用很昂貴。有一天我感到不舒服，叫了救護車去急症室，結果花了我兩千多元港幣。如果多次生病的話真的是付不起的。

去了外國後，我只能修讀一些不太有用的課程，可能讀完之後要找工作？也可能連大學都進不了，而且我還要住在親戚家中。美國地方大都要自己駕車，但我的疾病令我不能考車牌，難道他們還要照顧我，頻撲地開車送我去醫院嗎？事實上，如果在香港生病，可能還可以負擔醫療費，但在外國，萬一發病情況會更加不好，進出醫院要花費更多，如果在外國的話，持續接受治療可能會破產。所以我覺得在香港還是比較好。

因為在外國申請醫療卡之類的事情需要一年的時間，期間如果還未申請到就要自費。在香港讀幾年書的學費相當於在外國讀一年的學費，所以當時若我沒有好好計劃，讀書會出問題是意料之內的，例如成績不好，無法畢業，或者讀到一半就退學等。我想想如果一直讀下去會其實情況也是差不多。至少在香港看醫生溝通上不成問題。

當時在美國有一些課程顧問，他們建議我先讀一個文憑再接駁到美國的大學，我試了半年後果斷放棄，之後我就留在香港讀了一些大專課程再去考大學，雖然路線和在美國課程顧問建議的相近，但是財政上至少不會花太多。我真心建議家人不要再浪費時間在我身上，家人不如自己粗茶淡飯，可能還可以過一些退休生活，我實在沒法養得起他們。作為家長，請在可以拼搏的年紀，一定一定一定，記住記住記住要把財產和生活費留給自己，年老的時候至少有個底氣，養兒防老的做法在現今社會實在太不合時宜。

#43 奇怪的家人

我媽以前是一個溫柔的人，年老後變得神經質，我思考各種原因怎樣導致她的變化，可能她在生活上面臨了更多的生活壓力經濟負擔，令她變得不耐煩，焦慮緊張。都有可能遇上健康問題，最近常出現提及的身心症，焦慮症，之類健康問題，影響了她的情緒。也有可能在人際關係中例如朋友、親人的影響，令到她感到精神沮喪，導致她對於周圍的事物抱怨憂傷不停。

她可能也在生活中，失去了自信，對自己的價值感到懷疑，可能在工作上的挫敗，年齡增長等因素所引致。令到她保持質疑的態度。可能經歷了生活角色的變化，生活上的變化，做出埋怨、吵架的行為。

#44 幸運的她

看到這裡的讀者，可能會以為我很討厭我媽，其實不去到很討厭，只是無奈，阿媽出發點是好的，她愛我，但是她選擇了錯誤的方法。她以為自己了解我，用她自己認為對的方式關心我，但卻給我帶來無盡的心理折磨。雖然這些是細碎又主觀的文字，但當我寫散文的時候，不知道為什麼很想寫一些個人的事。

她一直使用錯誤的教育方式，並且總是說沒有人比她更懂。她拒絕接受其他人的意見，不願意聽取別人的話語，只按照自己的主觀方向行事。

她在這個物價還沒有這麼高的年代生活而已，可以一直使用天真的方式在這個世界上生存下去。這是她出生時的適時機緣。當時只要你努力工作，就可以安居樂業，買樓上車，不怕欠缺三餐溫飽，如果她在我們這個年代出生，以這個高度競爭的社會，根據她的見識和技能，她只會一直被人埋怨或者會很難找到工作。

當她已到我們這個年代，她已經不需要工作，用她的價值觀理解，覺得現在和當時的生活方式差不多，做不到只是懶惰。但其實現在的社會和她那個年代已完全不同。一切資源已被上一代取走，新一代就算打一世工都未必買到樓，只會為生存而疲於奔命，更無法給下一代充足的資源。以前的年代很多大家庭，但現在很多人不婚不生，是因為他們認真想到，不能令下一代在這個環境成長，面對和他們一樣的苦況。

阿媽追求的是簡單的生活，只要有飯吃，有工作做，可以娛樂，享受美食，去旅行，她追求的是生活，而我們現在只是為了生存。

#45
畫畫

昨日夜晚我竟能迅速入睡，看來情況開始有所改善，我感到非常欣慰。今天是令人愉快的星期三，在上課時我非常閒暇，可以利用時間來畫畫消遣。因為好友想看我畫畫，我就繼續畫昨天那些奇特的圖畫，對於不經常畫畫的我來說，竟然一下子快速畫了八九幅，真是嚇到了自己，一邊畫一邊不禁笑了起來。現在我要嘗試將心思透過畫筆表達出來，當作是練習畫畫比例的方式。

我看到通常在每逢星期五習慣走的那條路，友人笑著說那是例行公事，我突然想在星期三也走一次，因為星期三想要做些特別的事情，不過我沒有告訴她。如果在星期五走的話，那意義會更加特別，因為那是我們的習慣。有時候她會唱起歌來，我立刻想到要找一個日期約她一起去唱卡拉OK，如果不趁現在唱的話，不知道何時才有機會唱了，就像那條星期五的路，不知道還能走多少次。做決定的時間越來越少，但我認為現在還不算太晚，還有機會可以補救，我的人生將會如何，取決於我自己。

我要變得果斷，意志要更加堅定，或許需要訂下一個目標，思考未來，或者尋找人生的意義。燦爛像花然而，無奈花必須離開溫室，進入另一個成長階段，去學習堅強，或許溫室中仍然有等待花的事物，又或者一直存在於花的身邊，甚至無處不在。終有一天，花會再次回到溫室，回顧過去的經歷，不知到那時你是否還在？我相信你一直在支持著我，你無所不在。這種信念成為了一股動力，伴隨著我生存。我一直相信世界上有某種力量主宰著事情的發展、演變，以及每個人的人生，每個人都有自己需要學習的特定課題。我的課題是甚麼呢？如今仍在不斷探索中。

#46 面對爭吵的解決方法

當跟人爭吵時，不要生氣，而是要和對方理性地討論。她說如果我生氣，對方也會生氣。相反，我應該做一些事情來說服對方。

因為我生氣，對方會覺得我不成熟，然後會說：「你這麼大個人還像個小孩子，我覺得你很不成熟。」如果每次都這樣循環下去，解決問題是不可能的。所以我們需要想出其他方法來處理爭吵。

例如，可以在心中默數十秒，然後不出聲地離開場景，不要和對方爭吵。只要和對方爭吵，對方就會覺得你做錯了，強詞奪理等等。

這樣的事情永遠無法解決。

即使在談話時，語氣也應該保持平淡。

如果在爭吵時感到非常憤怒，最好的方法可能是先走開，讓自己冷靜下來，然後再回來討論。

如果走不開，可以說：「夜深了，大家都累了，我們明天再談好嗎？你需要喝杯水嗎？」這樣可以分散對方的注意力，打斷他們的情緒，讓他們忘記要說什麼。明天的事情誰也不知道，也許會有所改變。

千萬不要說：「你冷靜一點。」這樣的話可能會讓對方更加生氣。

另外，可以加一句：「我明白你的感受、你也很辛苦。」這樣可以表達對對方感受的理解。然後建議對方喝杯水、吃點東西、坐一下、深呼吸等等，讓他們不再專注於你身上，有機會做出更好的選擇。

或者可以加上：「我聽到你的話了，我會考慮的。」然後提議對方做些其他事情，比如喝水、吃飯、看電視等等，這非常重要。完成這些之後，可以光速閃人。基本上以上方法只是暫時地解決即時的問題，長期爭吵壓力底下，真的會令人憂鬱啊！

#47 交換衣物

以前我在購買衣物時，考慮到省錢的方法。我開始思考是否可以通過交換的方式，或者用少量金錢交換衣物。很久以前，我已經開始這樣做，與他人進行衣物交換。但是，我只會交換清潔過的衣物，等到拿回來後再洗一次才穿。我聯繫了很多人，收集了很多衣物，原來有很多人有不想要的衣物，有些人購買回來沒穿，或只穿過一兩次就不再穿了。因此，我已經很少購買衣物了，而且我有足夠的衣物可以穿。包括上衣、外套和褲子。

許多香港人害怕穿二手衣服，一聽到二手衣服就抗拒。其實這沒有問題。可以試試看，這樣不僅不浪費衣物，而且也不需要花很多錢。

衣物交換有兩種方式，第一種方式是通過通信軟件與對方聯繫，告訴對方你想要交換的衣物，經對方同意後，前往對方家中或者約定的地點進行收集。

第二種方式是用一元和對方交換一件衣物。很多人都願意，只要與對方聯繫好後，前往對方家中或者約定的地點，對方會事先準備想要交換的衣物。到時候你可以慢慢和對方交談，你可以挑選你喜歡的衣物，不一定要一次性拿走對方想要交換的衣物。我有時候因為這樣而結識到很多朋友，你們也可以試試看。

你可能會擔心安全問題，去對方家中是否會有問題？我通常會和對方先溝通，很多時候都是媽媽或者年紀較大的女士聯繫我，至今為止都是安全的，你可以約在熱鬧的街道或者對方家樓下進行交收，這是一個有人的地方，你可以確保自己的安全。即使去對方家中也不需要擔心，因為每個人都為了交換衣物而來，交換完畢後就離開，不會有什麼問題。我正是因為這樣去過了許多不同的家，豪宅、公寓、公屋等都見過，結識了很多熱心的人，他們多年來都會聯繫你，叫你去交換衣物。除了衣物，還可以交換其他飾品、擺設等，都是通過交換或者低價交換，這樣每個人都有收獲。

一方面不會浪費衣物，另一方面也幫助他人節省空間，這種做法其實很好，所以我在這裡向大家推薦這種方法。

有時候收到不想要的衣物，可以直接告訴對方，不用擔心會影響到他人，對方會另外處理這些衣物，大家可以互相溝通，還會繼續保持聯繫。你可以招募自己想要的款式或者年齡層的衣物，例如追求時尚的年輕女性服飾，就會有一些媽媽聯繫你，她們拿到你想要的衣物時，會和那個女孩一起挑選衣物，當你到達時就可以選擇自己喜歡的衣物，最好和對方商量一下，這樣對方下次還會願意和你交換衣物。

在交換時，要明確要求衣物保持新淨，如果太舊，就不要接受，要注意衛生問題，通常一般人都會保存得很好，這一點一定要看清楚後再接受。

任何地方都有好的衣物，不要懷疑別人所提供的衣物。

有時候人們會給你內衣，我通常是不接受的，但如果是全新的而你很喜歡，你也可以接受。

有時候一些人可能會講價，說要多加幾元，你也可以接受，不要太執著於這幾個錢讓大家都不開心。

我曾經有些人會一件一件慢慢講解某件衣物的特別之處或者自己喜歡的地方，多一點耐心聽，大家都是在溝通，理解對方對物品的意義，這樣是很好的。

#48 記陰天晴天

今天是日本 311 地震五周年，我在讀車諾比的悲鳴。這是一本令人悲傷的書。看到在核災後掙扎求存的人的話句，他們的慘況令我不忍卒讀。相比之下，現在身處的社會確實是很幸福，只是人面對的是另外一些問題。他們煩惱的問題也是另外一方面的事。

到了今天，或者是更早之前發現，我是個拒絕成長的人，或者成熟就是要將這種幼稚埋藏起來，成為社會體制的一部分，換另一種思考方式。因為在這社會做自己就像是做個怪物一樣。

我想我喜歡幼稚的自己，但也要跟這樣的自己說再見了。慢慢喜歡全部的自己。有時候打斷別人的話、總是急於發表意見、說一些不負責任的言論，想他人理解但方法不對，結果自然是被忽視和遠離了。

因為這樣的我沒有辦法融入他人、團體當中，對於他人發出的意思，有時候判斷錯誤，即使能理解也不肯定接下來要怎樣應對才好，由此就是知道自己的社交能力有待改進。

這源自被他人拒絕排斥後產生的恐懼感，害怕被拒絕、害怕被傷害於是連自己都躲得遠遠的，想再接觸時發現自己變得好陌生，更遑論與他人去交流。

但人就是群體生活，如果繼續自己一個，感覺會難受格格不入，如今繼續用不同方法與其他人溝通……

#49 閃婚

丈夫是一個音樂人。一開始是在一個寫作群組而認識。之後因為寫書，填詞和拍短片而慢慢見面多了。

我很欣賞他。大概見面半年左右決定在一起。當中同居，了解對方的生活習慣以及拍拖。

2021年12月31日，我留在家中迎接2022年的到來。1月4日，由於疫情形勢不斷變化，我的婚宴不得不延期。情況多變的情況令到我們十分困擾。此後的日子裡，我一直忙於各項婚宴安排的事宜。1月9日，我前往一家非常悠閒的書店遊覽，又看了一些和婚姻有關的書籍。

2022年1月中這段時間內，我仍然十分忙碌，有限聚令可能會推遲婚姻登記但1月尾我正式完成了結婚登記。此後，我可以開始安排自己的生活，也許會考慮轉換一份新的工作。

在一起兩個月大家就決定要結婚，討論結婚的事，相當決斷，別人的婚事要安排一兩年，我大部分程序都略去了，只剩下主要的簽紙和跟親友們吃飯，預備半年後就註冊了（在2022年初）婚禮相當簡單，然後因為疫情延期了半年擺酒，很小型的吃個飯這樣（不過成長片段、大合照什麼的都有拍）。

之後成為了假日夫妻，因為大家工作的地方距離比較遠，我住在鴨脷洲，丈夫住在屯門，香港來說有點像Long D了，平日我們各自住自己家中，星期六日才見面。

#50 記開玩具店

喜歡玩具的我一直都想開一間店鋪，在婚後與丈夫共同創立了一家音樂出版社，又開設了一間主營少女玩具和書籍的網店。

起初我選擇在旺角租下一個鋪位開設了一家實體玩具店兼書店。經過一番尋找，最後找到一個方形、租金比較便宜和租期較短的位置，重要的是在車站附近。以粉紅色和白色為主的櫻花主題，營造出一種溫馨文藝的氛圍。我花費了一段時間進行商品陳列，逐步加入書籍、玩具、畫集和雜誌在內的商品。

早上開始預備，簡單佈置了一個漂書角，放了少量書本，下午終於迎接了第一位客人，她是位熱愛書本的女士，拿著很重的東西，還送了兩本書來。原來她在中午就到了，在附近走了一會就來到店內，她很仔細地了看了店內每一件東西，討論了書的種類、建議不同的營運方式等，過了一會，第二位客人來了，他過了一會後就說普通話，原來是剛剛來香港生活的人，他說來自一個網上群組得知我的店的，他自己都有一個小的漂書群組，他覺得香港是需要一個這樣的地方，可以偶然給人看看書渡過時間，然後他買了其中一本書，又熱心地問再需要書架可以找回來。

後來認識了一兩個喜歡看書的朋友，而且遇到第一個路經的客人，但他只是看了兩三分鐘就離去……然後我在店裡玩拼圖，是小櫻、知世和莓鈴著和服的圖片。

某天回到店裡有個驚喜，店裡多了一個大書櫃，原來是前一天夜晚丈夫悄悄搬過來，真的很辛苦他，佈置了一番。

先前有一個聖誕雪人玩具，明明是聖誕套裝竟然沒有聖誕樹，有缺件，後來終於找到一個買家，她說有聖誕樹但沒有雪人，所以找了很久，現在剛好儲齊一套，看到她高興的眼神，我都覺得很開心。

有一位朋友來店裡探望我，捐了很多不同種類的書本，包括健康類、營養類、攝影類、旅遊書、哲學書等⋯⋯有朋友漂來了數本散文，有關日本旅遊的書，又有很久不見的朋友那天我們去了買頸鏈後她就來店裡看看，大家合照一下，她說這個店子很有小天地的感覺，為我實現了開一家小店的夢想而高興。

儘管在開業初期遇到了不少挑戰，但我也結識了一些熱愛閱讀的顧客。與朋友在店內談天、繪畫和遊戲，並接受他們提供的創作稿件。漸漸這家小店吸引了一些喜愛閱讀和創作的人前來探訪，與他們分享閱讀心得。

隨著租約完結，丈夫決定將實體店搬遷至大角嘴的工作室。那裡環境裝修設計良好，面積比實體店更大，這個地方做工作室又可以在裡面寫作，大概走8至10分鐘到車站，覺得稍微遠了些，加上他功能上設計是注重私人，明白地點偏遠，我主力將店鋪業務轉移到網店，大角嘴的工作室依舊用櫻花為題，成為了一個陳列貨品，以及變成預約再探訪的地方，我有時候會和朋友到附近的空中花園聊天、在附近的商場閒逛。

與此同時，我與丈夫共同創辦了一家音樂出版社並開始參與一些項目如音樂製作、音樂出版、填詞服務、簡單的遊戲如手遊製作等，也印刷了雜誌供創作人投稿小說、散文等創作稿件，成為他們展示作品的平台。後來再將工作室搬到葵興一個更大的地方，認識了不少玩音樂的朋友。

#51 瞬息萬變的人生安排

清晨，我收到一則有關出售玩具的信息。我立即攜帶玩具外出，在中午時順利完成了交易。

正當我準備返回公司時，公司打來電話，要我儘快送交一份文件。令我意外的是，那份文件正好在我手提袋中。我隨即想起，之前朋友曾多次提及想在附近就餐，看來她今日也正在附近用餐。於是我主動聯繫她，詢問是否一同就餐。朋友欣然同意，我們隨後在附近的餐廳用餐。

用餐過程中，朋友高興地告知我，這正是她期待已久的一頓午餐，並表示有些微零用錢，正好可以支付這頓飯。餐後，朋友提早離開。我在附近不慎迷路，卻意外發現了一家大型書店。在書店內，我偶然發現了一本名為《小情書2》的書籍，內容令我頗有感觸，於是決定購買。書店附近的路牌也恰好指引我找到了返回的車站。

下班後，我本打算與丈夫吃晚餐，但考慮到他下班時間較晚，以及餐廳收檔較早，我們決定改日再約。

途中，我接到母親的電話，要我前往公司附近與她吃晚餐。我心中不快，因為這意味著我需要折返回去。然而，在就餐途中，我接到要求盡快完成一份緊急文件的通知。這讓我突然明白，或許這一切都是一種巧妙的安排，使我能在有限的時間內妥善處理各項事務。

這次經歷再次提醒我，人生中總有許多意料之外的安排，我們可能會後知後覺。

#52 久違一篇

有人曾經詢問我，為何我已許久未曾記錄一篇妥帖的日誌。因此，我今日決定撰寫一篇。

時光飛逝，已記不清上一次認真書寫日誌已是何時。近來反覆思考，為何在交談時竟變得語塞無言。究其原因，或許是我們過於慣於以相同的方式相處，導致話題漸趨枯竭。再者，我的想法亦隨時日而有所變遷，與往日自己已有所不同。

我們的確極為相似，這番話我已倦於重複。你或許會感到此等陳辭乏味沉悶。然而，我認為在交談時容許停頓超過三秒，乃是一種舒適的存在。正如在繁忙的生活中，偶爾得以喘息歇息一般。

最近，我的心境時有起伏。有時不覺自己已不復當初，但實際上卻有所變化。常懷念往日稚嫩時光，倘若一切可以重新開始，該是多麼美好。然而，我實已作出太多錯誤抉擇。另一方面，新的思緒源源不絕地浮現，我亦時常試圖抑制此等思考。

時隔已久，我終於重拾了以前撰寫小說的靈感，可以開始構思全新的故事情節，期待為大家帶來一本嶄新的作品。

#53 參加市集經歷

我試過參加在家附近舉行的市集，家附近的商場有舉辦市集，只是一直不知道怎樣參加。有一天在上網時竟然給我找到招租廣告。因為有租金的商業折扣優惠，第一次有點雄心壯志，就參加一個為期連續七天的夏天市集。

因為在家附近所以貨品搬運十分方便。但是那邊人流並不多，市集設立在商場裏面，室內有冷氣也不需要擔心天氣問題。

我認識了其他攤主，他們賣的貨品多數是日常生活用品以及食物，只有我是賣玩具，因為都是做些街坊生意，相信他們的日常生活用品比較好賣。其實都觀察了一下大家的生意額是差不多的，因為實在有太多客人只是觀看，真正買的人不多。

來我的攤位看看的多數是小朋友但是他們有意購買總是被家長帶走，我還記得有一個小朋友，因為家長不肯買玩具就開始哭起來，家長就帶走了孩子，過了一會，兩個人又很安靜地走來終於買走了小朋友想買的玩具。

在期間也遇過很爽快的客人以及不斷地議價的客人還認識了一兩個有寫作的

朋友，並且交換了大家的小說來看。

雖然開放時間去到晚上九時不過基本上晚上六時大家已經收拾東西準備離開了，我就留到晚上七點。及後我留意到其實參加市集的攤主來去都是差不多的攤位所以之後他們再過來擺攤的時候，有時還會認得我，有一個賣糕點的女士，我每次看到她過來擺市集我都會去買一個糕點。

另一次是11月4日我帶了玩具去市集擺賣，當天的戶外市集天氣良好，場地設在一家醫院內。這個醫院是一個骨科醫院攤位的租金是用來捐贈給醫院的醫療用途。

報名參加市集的人多數是慈善團體。這個社區內的多為街坊、家長和兒童，我相信我的產品很適合這個地方，當天現場有音樂表演和舞蹈節目，氣氛相當歡騰。

然而，由於停車位不足以及體力所需，最終我只帶了少量商品前往，例如文具、毛公仔、盲盒和扭蛋。

我的攤位是在露天位置，並且相信是全場最接近入口的位置，已不是偏僻的位置，雖然吸引了眾多參觀者，但實際成交量較低，而且顧客還會試圖議價。我注意到許多攤位都採取了較為便宜的價格策略，我的攤位已經是全場貨品價格最高的。但是我又不願意用太低的價錢售出所以還好有一些真心欣賞貨品的人，又願意付出這個價錢的人來購買，幸而得到了一些口碑差不多到開放時間尾聲，還有顧客在我的攤位選購貨品。

整體而言，最近我暫時不太想參加這類市集活動，因為需要投入的人力和物力資源實在太多了。

市集結束後，我感到非常疲憊，因此留在家中整理房間，好好休息了一天。翌日午餐期間，我似乎食用了一些不太合胃口的食物，導致小腹略感不適。我觀看了一些電視劇，如《羅馬浴場》、《派對咖孔明》和《IT狗》，並玩了一個拍攝圓形和方形角色的遊戲。不久後，我忍不住上網購買了一套名為《小甜甜》的漫畫，共計9本，準備再次仔細閱讀。此外，我也找到了《愛麗絲學園》第7.5集，只是前面第30集一直找不到。（後補：最後在台灣的一個漫畫網站找到。）

#54 漂流本之行

今天我前往鑽石山，參與一個名為「漂流本」的協作寫作計劃。我之前也曾經參加過類似的活動。在前往目的地的路上，我與丈夫一同搭乘升降機。不料，一名小朋友不斷按動升降機按鈕，導致門不斷開合。小朋友的父親隨即超大力地打了孩子的手一下，令她開始哭泣。我擔心這個小朋友日後可能會對乘坐升降機產生恐懼。

交接物品後，我們前往鑽石山的啟鑽商場及其附近的街市。我才知道「啟鑽」一詞另有「執骨」之意，不禁感到心寒。我相信為商場命名的人士可能並不知曉這個含義，只是認為「鑽石」這個詞語很漂亮。

在附近的 759 零食店，我注意到今天正在進行7折優惠活動，計劃在回程時再次前往購買。

午餐我選擇在一間茶餐廳就餐。餐廳採用電子點餐系統，我點了一份意大利麵和一份雙蛋豬排飯。餐廳裝潢以罐頭湯為主題，環境熱鬧，食物的味道和分量都算不錯。

午餐後，我前往「蒲書館」，這是一家社區書店，舉辦了漂流本的相關活動。經過約兩小時的訪談，我記錄下了他們舉辦活動的心路歷程。

蒲書館舉行了一個稱為「漂流本」的寫作活動，是一個故事接龍活動。起初限於蒲書館的人們參加，後來打算集合不同創作者的寫作風格，邀請不同的文化單位和創作者參與，為事情賦予更多意義。他們在不同文化活動中宣傳，認識更多朋友、創作者等，吸引更多人去參加這個活動。

「漂流本」是一本實體筆記，製作精美，仿木質封面是由活動主辦人親手完成，首先用紙巾鋪在封面上，需要有技巧仔細地鋪上並且黏合，逐層吹乾後然後染色，耗時兩三星期製作，筆記內頁下方則是由她手繪的主角圖案，畫作使用了黑白偏素描風格更切合文藝主題。

以蒲書館的代表吉祥物小書丁和 Bunny 作為主角。故事講述主角化為人形的書蟲小書丁和她的寵物 Bunny 經歷的一場又一場冒險。這類題材較天馬行空，比較容易讓參加者發揮想像力和創作力。

參加者需要以手寫方式寫下故事內容。參加者有約一星期完成他的部分，為了給參加者一些創作上的指引，他們先列出一堆關鍵字再製成提示，小提示的詞語範圍廣闊。他們提供了一袋小錦囊給參加者抽出其中一個，參加者再根據當中的小字條詞語提示將故事延續下去。

這一輯故事在十一月中旬完成，不同的創作人所寫的段落風格不一。既有小說，也有散文和詩歌的風格，合作寫完這個故事，各有特色，實在值得推薦。

#55 天氣轉冷

十一月了，一早起來覺得天氣寒冷。原本打算將書籍贈予朋友，但丈夫卻忘記帶來，只好改日再次贈送。我已完成了書店訪談的初稿撰寫，等待編輯後再作進一步修改。今天的天氣比昨天更冷，我穿著的衣服可能不太夠禦寒，實在不太想出門上班。

中午，我嘗試了一家新開的泰國菜餐廳，點了海南雞飯和泰式檸檬茶。雖然菜式份量較少，但價格卻略高。我注意到隔壁桌點了一整隻海南雞，價格居然差不多。他們還點了一份柚子沙律，份量看起來很足。用餐後，我在附近散步，又發現了一間 Big C 超市，裡面有不少泰式商品。

隨後我前往誠品書店，竟然找到了一本一直在找的日本當代插畫集，只可惜已沒有書封應該是破損了。我還看到了一些盲盒書籍，感慨近來實體書銷量的確不太理想，連這種特別的賣點都出現了。最後我順利購入了一本漫畫芙莉蓮第二集。

#56 重溫劇集

今天我重新觀看了部分劇集《二月廿九》。儘管之前已經看過，但再次觀賞似乎已接近劇情尾聲。該劇講述了一名香港女孩穿越到北海道，在過程中逐步解開了穿越之謎的故事情節，深受觀眾歡迎，非常值得推薦給大家欣賞。

我在直播平台下單購買的玩具，卻意外送錯了貨。由於聯絡不到客服，可能要等到週一才會有人回覆。此前訂購的雪人、兔子等商品已大部分收到，我也換了一個淺紫色的袋子。

中午我與丈夫的家人共進午餐。傍晚時分，我在漫畫店購買了漫畫《Tsubasa翼》和一本有關日本文化的旅遊書籍《日本老鋪》。那一間漫畫店是一個二手漫畫為主的漫畫店，月尾定期會在九龍開倉，店主是一個很喜歡漫畫的人。他收藏的漫畫多達三四萬本。並租了十多個迷你倉擺放。

自從家附近開通地鐵後，我已很久沒有乘坐公共汽車了。今天再次搭乘，竟耗時長達3個小時。這讓我回憶起以前居住在沒有地鐵的地方的日子。

#57 劇集續集

早上我外出購買了蘋果等物品，同時用燒味三併和例湯解決了午餐。

關注了很久跟出版相關的資訊，收到一家出版社結業的消息後，那一間出版社是一間非常支持本土作者的出版社。覺得做書出版業真的十分困難，對於出版社負責人最後作出這個決定實在感慨良多，打算找一間出版社商討出版新書的我需要重新考慮新書的相關事宜。

之前感冒的藥物雖有所改善，但症狀仍未完全好轉。下週我可能需要前往醫院諮詢。

我花費了半天時間觀看電視劇集《940920》，這是《二月廿九》的前傳和續集，整體來說交代了該劇結尾的情節，講述兒時好友主角的故事。前段充滿溫情，後段則有些許奇幻懸疑，劇本可算新穎。

晚上經過便利店時，我意外發現了小魔女 Doremi 系列的周邊商品，包括護照套和手機掛繩。

晚餐後，我陪伴丈夫遊玩了一款以前曾玩過的手機遊戲《風之國度》，我以前有一段時間每天都上線，已有很長時間未觸碰了。又想起「幸福Online」，這款很久以前的Online Game，倒閉（2018年）的資料，有說倒閉原因是遊戲的營運商突然就消失了，這是一款經營很多年的日本遊戲，突然倒閉一事應該令到很多玩家失望，我當時也是很喜歡這個遊戲，然後這幾年，期間有人想設立私服，破解遊戲檔（其實沒有成功），更騙了一些人的錢，整件事的次序可能很長篇，有關這個遊戲的事情為免離題有機會再寫。

#58 整理雜物

清晨時分，我下定決心整理起了房間的雜物、不需要的書籍和衣服。雖然已經清理了約30至40本書籍，但衣服方面仍有許多尚未處理，因為大多數都還想繼續穿。目前我的四季衣服大約有100件左右。

稍後，我訂購了一些貓咪主題的收納袋，並約好明天在七十一交換一個玉桂狗玩具。

中午我非常想吃壽司，於是品嚐了壽司店推出的新菜，如左口魚、鯛魚和三文魚等，又點了一份青瓜沙律。用餐後，我並沒有立即前往上班。

之後，我前往葵芳的商場，在一處即將結業的格仔鋪取走剩餘貨品。在商場內，我又購買了一款遊戲、4件衣服、一本漫畫雜誌，並預訂了一件玩具。傍晚時分，我吃了一碗番茄米線，並再次訂購了一隻限量版周邊產品。晚上我想喝一碗魚湯。

#59 玩玩具

今天早上我試用了手機的尋找功能，感覺一定要購入蘋果手機。我大概算是個果粉。

收到小櫻和小狼的娃娃對後，我給他們穿上了一些娃衣。之後，我賣出了一本小櫻的漫畫。上班期間，我感覺電腦上有太多雜亂的文件需要整理，不過工作尚未完成。

用餐方面，我以清淡為主，少量攝入肉類，多吃蔬菜。我點了羊排、一份蘆筍、pizza 和沙律。下午茶吃得較多，所以晚餐便沒有太多。

今天我認識了一位日本代購，她經常前往環球影城。我很羨慕她的經歷，並向她購買了一些周邊商品，如 Jackie 熊和無敵星。

晚上我前往交收玩具，又銷售了一些小櫻系列扭蛋。之後我打算閱讀一本名為《三姝夢 1》的書籍。最近我也很想去欣賞一下拿破崙的電影。

我在考慮是否應該自己保留推薦的漫畫，還是將其銷售。上次有人取消了訂單。另外，我發現一個賣青蛙公仔的網站，青蛙真的超級可愛，不知是否陷入了新的收藏坑。

#60 無人書店

今日我到了一家位於尖沙咀的無人書店，可以通過電子支付或現金付款。我不禁對書店創辦人的自信感到敬佩，書籍價格也相當合理，種類更是多樣。

我選擇以電子付款的方式購買了《戀空》、《房思琪的初戀樂園》和《街角的距離》等書籍。這些圖書或是我之前聽聞過，或是有一定知名度，亦或是受到讀者推薦。值得一提的是，我之前曾經閱讀過一半《房思琪的初戀樂園》，但不幸遺失了該書，所以再次購入，但該書內容令人抑鬱，可能看完一次後以後都不敢再看。

回到家後，我開始撰寫一些小說創作。我期望能在12月開始連載新的故事，迫不及待地想要與大家分享。

#61 元朗一遊

今日中午，我和朋友一同前往元朗。這裡並非我常去的地方，一年大約只會到訪一、兩次。基本上只去了形點商場的範圍。

朋友想帶我去用餐並品嘗珍珠奶茶。途中我們經過了一家書店「書少少」，但遺憾地發現當天其並未開門營業。後來朋友表示不餓可能只需飲完珍珠奶茶便會離開。

我們隨即前往一家名為「夏茶」的店鋪。在此，我購買了珍珠奶茶，而朋友則選擇了開心果珍珠奶茶，覺得味道不錯。之後我們又走到對面的麵包店，觀賞了一些具有懷舊風格的糕點。荷蘭塔、黃梅花籃、朱古力三角蛋糕、紙包蛋糕、椰子糕等。

最近我一直在尋找地鐵主題的周邊商品。朋友則想吃青提雪糕，但七十一店員表示暫無販售，可能在三四條街之後的分店才有。經過3至4家店鋪的查找，我們終於找到了青提雪糕，還遇到了買一送一的優惠。我嘗試品嘗後，雖覺味道不錯，但雪糕實在太冰涼，喝下後感到頭痛。最後我在不同的七十一店鋪購買了一個油麻地列車玩具和數個車票鑰匙扣，價格略高但款式較為罕見。

此後，我們前往形點商場。在一家服飾店內，我發現了一系列以玉桂狗為主題的商品，因而購買了兩件相關服飾，再加上一件便服。我差點買下一件粉色的Melody服飾，但考慮到搭配上的困難，最終暫時擱置。

送朋友回到車站後，我自己前往上班。路上順道買了一碗米線解決午餐。期間，有人找我幫忙通過手機遊戲《庫洛魔法使》的關卡，我雖然答應協助，但最終只完成了5個關卡便感到力不從心，只收取了一半的酬勞。

晚餐時，我與爸爸和丈夫一起享用了台灣菜餚，包括擔擔麵、牛肉麵和娃娃菜。雖然我用餐速度較慢，但最後也吃完，餐後回家後，我忍不住翻閱了剛購買的小說「偷偷藏不住」。

#62 傷心的晚上

4月10日，我在市集瀏覽了一會。大部分時間都在等待醫院的來電預約檢查時間，但撥打過去卻經常無人接聽。晚上我繼續修改新詞，並整理了一下工作室。

4月11日，我與朋友約定共進自助餐，並就新書的事宜進行討論。我們先前往信和購買了漫畫《Hunter》（這是我推薦給她的作品）。同時我也購入了一件綠色的短袖上衣。

在松本清門前，我遇上了一個派發現金的活動，每人獲贈100元。此後我前往界限書店，發現該店有一些新書合集，因而再次購置了一些書籍。晚餐我選擇了意粉。回家後，我拆開了剛收到的新玩具。

就在晚上，得知家附近有人跳海，是一個女童，正好附近有個老翁正在垂釣時發現，並情急由五米高處跳入水中救出她。警察馬上到場，但不幸地，拯救者自己卻因此而溺斃。那位女童則昏迷不醒。幾天後，新聞報導指出該女童最終不治身亡，令人感到非常悲傷。那事後路過意外發生的地方還看到有熱心的街坊放了白花紀念，旁邊多了一個新的保安崗位。

#63 寫作的苦衷

真是讓人傷腦筋，即使付出了血汗也只能得到微薄的稿費，或許在整個香港也難找到一行工作比寫作更慘的了。

為什麼要問我為什麼要寫作呢？

還有人質疑我是不是為了錢而寫作。

為什麼寫作需要錢呢？

還有人問我為什麼不拿錢出來養活自己。

我心裡面一大個疑問，有人對我說：你們這些人總是說寫作沒有錢賺，為什麼不努力爭取機會呢？為什麼不自薦一下？為什麼不給跨國企業寫信呢？年輕人，什麼都不是這樣的！你們不是每個月賺 8000 元嗎？（港幣）

然後一大堆家長也這樣說：孩子啊，人家寫作寫到吐血才能賺到那 8000 元，你千萬別開始寫作啊。

什麼嘛，就好像人家出名也只能賺到 8000 元似的，為什麼要寫那麼多稿費呢？

不對，我主要是想說，自從有了那個報導說全職寫作月薪 8000 元的事後，很多人就會認為寫作賺的錢很少，或者用來壓價。寫作商業化後一定會改變，不要夢想單靠文字生存下去，起碼要找到一些知音。

#64 練習

這天我想以親身經歷跟大家分享練習的重要性，相信大家都聽過這個說法，要將一件事做到專業，需要一萬個小時的練習才算是合格。但，練習是無止境的，即使真的用了一萬個小時去做同一件事，也不保證表現優秀，只是掌握了基本功，也許還得到一些訣竅，所以還是要繼續需要練習，表現才會維持到一定水平，可能也會逐漸進步。

以寫作為例，如果找不到一定的方法，改進的地方，不足的地方，即使不斷寫作，也不一定會進步。所以練習之前是首先需要一個方向去前進。就好像找路一樣，如果向相反方向去走，即使怎樣努力總是走不到目的地的。前提是先找到一個方向，然後確定這是個正確的方向才開始花時間練習。

怎樣找到一個正確的方向，假如身邊沒有能夠幫忙的人，就聽聽內在的聲音吧，以那種指引作為方向，想想自己有什麼興趣，相信先要跟自己溝通，確定了自己真正想要的東西或目標，再去練習。這是很重要的一點，

作家村上春樹在29年那一年突然想寫小說，不過在那之前，他從沒有接觸過

相關事情，怎樣開始寫小說？於是他察覺到自己以往接觸得最多的東西是音樂，然後他以音樂作為靈感來源，寫了第一篇作品《聽風的歌》。當時他沒想過會得獎，只是為喜歡寫而寫，後來這篇小說得到了新人獎，開始他的小說家之路。後來音樂更成為他創作小說的方向，形成他獨特的創作風格。另外，他多閱讀以及不斷修正文章，豐富寫作內容和深度。

不寫作的時候，他就做翻譯工作，這也是另一種練習方式。透過翻譯的過程，可以吸收到他人的寫作方式和表達方式，順流寫作和翻譯工作，是一種反覆的練習，於是這漸漸令他的文章愈來愈進步。

此外，繪畫也是要透過長時間的練習才會進步。漫畫家種村有菜自小對畫畫已有興趣。她在初中時美術方面已很優秀，也拿過美術獎，畫作更成為縣裡的宣傳海報，於是她很自滿。但看過其他人的畫作後，她才發現天外有天，覺得自己還要進步，於是更加努力練習。終於在高中畢業後，她如願成功入行成為漫畫家。種村本身有繪畫天份，而擁有天份之外，還要練習，不斷地練習，才有機會邁向成功。多練習會越來越熟練，努力了不一定成功，但不努力的話，成功的機會很渺茫。

我跟一位朋友學習同樣的東西，起初我學得比較早，我的朋友則是有興趣自學，不過我疏於練習，所以後來我的朋友愈來愈進步，而我停滯不前。越是不練習，越是生疏，再接觸時會擔心自己做不好，結果一事無成。但這位朋友不斷鼓勵我，令我重新振作。決心實行，才能做到自己想做的事，這是最近的體會。

練習到最後是為了迎接競爭，我是一個相當討厭競爭的人，但無法避免都要面對這個現象。而我的朋友認為面對競爭有威脅才是個健康環境，因為人可挑戰自我，不斷進步。他同樣是為了預備好自己面對不同環境才不斷練習，所以我覺得這是我應從他身上學習的地方。

#65 電影配樂

電影配樂在一套電影當中是重要的一環，配樂除了能夠襯托氣氛外，音樂還會將電影內容昇華，提供思考空間予觀眾。

聽了一個電影配樂講座，當天的嘉賓有韋啟良、陳光榮、黃英華，他們都是資深的電影音樂製作人，還有金像導演郭子健。他們分享製作電影配樂的心得，製作電影配樂與創作流行曲最主要的分別，流行曲是幾分鐘，他們製作電影配樂的時間只有幾天，就要完成一整部電影約百多分鐘的配樂。不過，作曲人對音樂的熱愛，使他們即使在壓力大的工作環境不致厭倦，還可以樂在其中。

要做到好的電影配樂，不一定要讀音樂系，重要的是個人對音樂的感受，除了收到電影片段後，首先要理解電影內容，再開始作曲，不過，配樂不一定要完美地設計好，有時候過於計算的配樂方式，反而會跟電影格格不入，而是根據個人的直覺，得出的效果反而會更加好。

當剪接和混音時，所寫的歌曲要配合音效，這樣可以幫助說故事，因為在剪接電影的時候，觀眾留意到的主要的是畫面、情節和對白，於是，配樂成為了第二層信息。配樂不要蓋過對白的聲音，也要跟聲效配合好，假如作曲人不願意更動配樂，那麼所有聲音重疊在一起，那樣，聲音就會變得模糊，只會令觀眾的耳朵受罪。

香港的電影配樂跟外國配樂分別在與外國的分工架構比較仔細，光是負責音樂的部門已有幾個助手負責某一段配樂，製作團隊為了討論某一段片段的配樂，更會特意開會討論，而香港電影配樂的製作方法比較個人，作曲人會在完成編曲後，參與混音和整體混音的過程。

將來大家觀賞電影的時候，除了留意畫面和故事情節之外，都可以欣賞電影中的配樂。

#66 關於控制夢境

控制夢境的第一步就首先要意識到自己在夢裡面，夢中可以留意四周環境，例如牆壁是彎曲的，鏡中沒有自己的影像，受傷流血不會痛等等，不合乎常理的地方等都可以令你知道自己是在夢中。

第二步是嘗試起床然後再次睡著，嘗試能不能回到同一個夢境裡面，記著夢中的細節。找一些符號做記認，以分辨夢境和真實，例如紅樹、彎曲的路等等。

第三步是在入睡後可以選擇某段夢境進入夢境裡面。

第四步是可以自行設計夢境。

第五步是意識到夢中的時間流動。

第六步是在夢中感受到不同的感官帶來的反應，例如嗅到氣味，嘗到味道等。

第七步是在夢中夢裡面能夠意識到自己在夢中，而且可以自由到不同的夢裡面。

我沒有刻意去控制夢，只是在潛意識以一些記號做記認，就是如果夢到手掌就知道自己身在夢中，不過有時就算夢到有手掌，夢中的自己還是不知道自己在做夢。

先前有一次做夢是知道自己在夢中，但不能再控制周圍的東西。

但如何去嘗試控制夢境都好，一定要緊記要醒來，不然會陷入沉睡離不開夢中，或在夢境和清醒的交接裡面清醒不來（睡眠癱瘓）因為你在睡眠前大腦和四肢的聯繫會斷開，而你卡住只是因為意識已經醒來了，但身體仍沒有醒，你就會暈眩，你會好辛苦，但即使出現這個情況都不要太擔心，過一會等身體都醒了，人就可以自然醒來。

#67 夢見父親的朋友

我父親有一位非常支持我的創作的朋友，每次我有什麼創作他都會來支持。然而後來他生病了，病情持續了兩年，最終不幸因病情嚴重而離世。據我所知，他在病危期間經歷了極大的痛苦和身體變得消瘦。

然而，有一天我夢見了他。在夢中，他穿著整齊，看起來健康且微笑著向我揮手，彷彿告訴我他現在很開心輕鬆。當我醒來後，我告訴了父親。

隨後，我的父親告訴了我母親，而母親也回憶起當時夢到了同樣的情景，衣著和場景都一模一樣。這位朋友似乎還想開口說些什麼，但母親已經醒來了，所以不知道他想說什麼。最終，我的父親告訴了他的其他朋友，沒過多久，他們也紛紛提到夢見了同樣的情景（應該是在我夢見的同一天和同一時間），同樣衣著整齊且微笑著。大家相信這是他告訴大家他的近況良好，讓大家不再擔心。

#68 為什麼人要上班

上班乃是一項耗時的事務，此事對我們的人生造成了許多時間精神上的浪費。為何人們需要上班？上班是社會化過程的一環。首先，個體接受教育，然後進入社會開展各種活動。在形成自我意識後，個人從個體轉變為社會中的一員，接觸更多事物。因此，個人會接觸到與社會相關的事物，成為社會認可的正常人，根據他人的準則生活。

在上班這一過程中，當所有人變得「一樣」時，這對社會發展還有益處嗎？現代城市生活使我們不再熟悉生產，一切物質都被轉化為金錢交換。為了維持生活，我們必須想辦法賺錢，有些人為了使別人滿足他們的要求，使用金錢和福利來聘請他人幫助他們，於是就有了上班這個概念。

上班是世界上最煩人的事情，做事並不難，做人最難。因此，我認為與人溝通真的很煩人，尤其是人與人之間的相處。有時人們每天見面，卻不知道彼此在做什麼。大家為了各自的目標而聚集在一起。但由於各種原因，人與人之間的關係太薄弱，不願打開心扉與他人相處。

我認為金錢只是一種媒介，夠用就好。很多人專注於賺錢，沒有時間陪伴家人，長期累積身心疾病，連健康都無法保持。可惜我們生活在香港這個地方，工時長而工資少，即使想抽空休息也沒有時間。今天我在公車上聽到有人想找一份平淡的工作，有固定薪資和假期可以去旅行，但因為辦公室政治的原因失去了工作。他的主管極力挽留他，但最終失敗了。一旦進入社會，所有事情都變得更加複雜。

我認為除了上班之外，應該思考一種方法，讓人們在日常生活中不那麼依賴金錢。例如參加以物易物的活動，開拓多條生活道路，使個人保持衝勁，不必等到被社會完全磨損，連自己最本真的一面都忘記了。

如果我早些時候提出「為何人需要生存」這類問題，恐怕會被家長帶去看醫生，但我覺得還是必須寫一篇文章來討論上班與存在之間的關係，我對這些問題非常感興趣。

上班會僵化思維，連想有自己的私人時間都被消耗殆盡，帶來壓力和疲倦，諷刺的是，我們為了生活而上班，以致我們過於忙碌忘記生活的美好，忘記陪伴家人，像我只能抽出一點坐車的時間去寫點東西，就像現在這個時刻一樣，明天要再度開始上班的循環。

#69 婆婆

據說加快嬰兒的成長和變得更加健康的方法，就是輕觸、擁抱和親吻，曾經有一件案例，一名護士看見在氧氣箱中的虛弱的早產嬰兒老是拉扯著那條維持他們生命的氧氣管，她覺得他們太可憐，竟然自行將他們抱起，輕觸和擁抱他們，結果，被護士擁抱後的嬰兒竟然比其他的嬰兒成長得快速和變得健康，站在護士的立場，那是一種出於母愛的自然行為，然而該護士違反了醫療守則，遭受到院方的處分。

一般情況下，小時候的我們應該感受過母親的親吻和擁抱，而我們發覺人要被其他人關懷，那是人與生俱來的群體生活的表現。相信母親的母親也曾經這樣對待關懷她們的孩子，由此角度看來，這一種親吻、輕觸，可說是一種傳承。

我印象中的母親，是一個生活非常忙碌的人，我記得的是她在辦公室內工作，對著電腦打文件的畫面，當時母親學會了速記，自從有電腦後，速記的才能已派不上用場，電腦的資源回收筒滿了，她也不懂得清除。我仍記得的是母親的手機和傳呼機。手機比較笨重，只有打出打入的功能，而傳呼機則有簡單的設計，黑色的外殼，中間有綠色的長方形屏幕，大大的黑色字體，方方正正的顯示內容。我致電母親，都是有一位接線生接聽，而我留下的信息都是同樣的「她的女兒請她打電話回家。」那時候的我沒有自己的手機，所以都是叫她致電回家。

即使如此，母親依然給我零用錢，一星期約二十元，我在學校購買零食，有時是二元一包的媽咪麵，有時是一元一包的辣味卷，有時是五元一包的魷魚絲，用剩的錢就儲下來，放在一個棕色的音樂盒的空位內，一打開就可以聽到清脆的天鵝湖的音樂。慢慢，零錢已佔滿了整個音樂盒，我不會動音樂盒內儲起的錢，所以就算打開了音樂盒，也不會有想拿回儲蓄起來的錢的意識，可能將來會有用，當時的我是這樣想的。

假日，母親會帶我跟婆婆喝茶。婆婆有一頭灰黑色的微捲的髮絲，掛著親切的笑容，兩眼炯炯有神。我對公公的印象很模糊，記憶中是一張黑白的照片，我只記得更小的時候見過公公一次，第二次看到公公的照片，已是在他的葬禮上。

公公的死因好像是患上了肺病，也好像是老死，真實的情況，我已經不是記得太清楚。就好像是得知一個陌生人的死訊，那一刻有一種淡淡的觸動，然後又歸於平靜。

我記得婆婆反對我畫畫，因為當時她知道我喜歡畫畫，她卻叫我做更有用的事，畫畫賺不了錢，不要畫畫，後來有一陣子，我也很少畫畫了，可能是受到她的影響。

婆婆住在唐樓的頂層，雖然要上落樓梯，但也不覺得特別辛苦。婆婆的家有一種強烈的氣味，有一種小麥的味道，只要一打開門就可以聞得到，而且只有在婆婆的家才會感覺得到，因此我很記得那一種味道。家中的地板鋪上了紅色的磚塊，簡單整齊的擺設，客廳有兩張藤製的椅子，椅子前方是一個木茶几，對面是一部厚重的電視機，木茶几上面放有一個要撥動數字盤，才可以打出的亮黑色電話。電話的希臘語 τῆλεφωνή，前半 τῆλε 是遠的意思，後半 φωνή 是聲音的意思。那個電話給我的感覺就是古老，彷彿撥打任何一個號碼，就可以聽到遙遠的聲音。

一天，婆婆買來了很多衣服，說是要送給親友的新年禮物，她興高采烈地帶著兩大袋的衣物，獨自爬上長長的樓梯回家，可能是衣服太重，她在那樓梯間絆倒，撞到了頭，陷入了昏迷，回家的鄰居看到了，把她送到醫院。

放學後我收到母親打來的電話，她說婆婆的情況很不樂觀，快要不行了。那天母親哭了整個凌晨，呢喃般的說著「人生無常」這樣的話語，我看著她的紅透的雙眼，也不知道說什麼來安慰她才好，我只好伸手掃著母親的背部。

印象中，在一家幾兄弟姐妹中，婆婆不是特別疼愛母親，因為母親提過，她有一次病嚴重得進了醫院，婆婆連一次都沒有探望過她，但是我相信婆婆和母親相處的漫長歲月中，婆婆一定有親吻和擁抱過母親吧，沒有一位母親完全不疼愛自己的子女。

母親的名字，是婆婆改的，是彩霞的意思。然而母親不喜歡那個名字，她認為彩霞短暫，一瞬即逝，太悲傷了。對於婆婆而言，母親出生那天，天上有一片美麗的彩霞，因此婆婆就以此作為母親的名字。

母親說，她倒希望她的名字會是常青植物，永遠充滿朝氣和希望。其實我滿喜歡母親的名字，父母給予孩子的名字，總包含了父母對子女的期望。

後來，還是傳來了婆婆逝世的消息。

在喪禮上，穿著素服的我們全都默然，母親的雙眼依然通紅，我相信那一定是非常痛苦的，不論有沒有信仰，遇上這一些場面，還是會覺得心痛。

後來，我偶爾聽到母親說，她在辦公室內看到一隻蝴蝶繞著她的辦公桌低飛，有時是飛蛾。

#70 牛肉

「買牛尾要買一整條呀，喂，妳要買嗎？」老闆問。

「我買。」

「178元。」

感想：第一次買牛尾，好開心

當我看到老闆用刀砍開牛尾的時候，我就覺得隻牛好慘，我突然不想再吃肉了，但過了一星期發現不能不吃肉於是又繼續吃了。

我回到家，打算吃牛排的時候，電視播放著健康素食的節目，我想到牛被殺的情況，又不忍心吃牛排了，但不吃肉的話我又覺得好像吃不飽，於是我打算吃零食。

我邊吃零食邊想，動物有生命，難道植物就沒有生命嗎？如果植物會說話，被吃的時候一定會大聲喊痛，也許會提醒吃它的人自己也有生命。為了存活的話一定要什麼食物都吃。

之後三天，我不吃早餐和午餐，只吃晚餐，還要只吃飯和喝水和蘋果。

「妳在減肥嗎？」家人這樣問道。

我搖搖頭。「我在思考生命的意義。」

「神經病。」我沒有理會他們。如果我以前一路吃肉的話，身體已經積聚好多毒素，也許好快死，也許食住飯哽死，但我知我寧願食肉死。

「阿媽，我不想再吃肉了。」

「為什麼？」

「我大前日吃過牛排，覺得隻牛好慘。」

「真的嗎？我煮了雞翼，妳不要吃啊。」

#71 街市

我的母親在街市裡開了一家時裝店，我以前間中幫忙去看店，那天中午的街市裡，婦女們提著餸菜走過。

冬瓜、番茄、莧菜、薑、馬鈴薯、節瓜、蘋果、西蘭花、菜心、苦瓜。

女人提著深藍雨傘走過，一手握著束起馬尾的小女孩的手，一手拿著膠袋，裡面裝著由凍肉店買來的雞翼。

六月了，海味店的老闆娘在熱情推銷，一個婆婆買了猴頭菇走出店外，店內的玻璃上還貼著寫上「母親節大減價：指定貨品兩包八五折」的海報、旁邊寫了「紅棗有益身心」幾個字。

飯盒、蔥、碗仔翅、白菜、黃花魚、燒味飯、瘦肉、橙、免治牛肉、紅蘿蔔。

沙沙沙、門外傳來雨聲，走過的人們拖著長傘，傘面的晶瑩水珠沿著他們的步伐滴到地板上，拖出長長的水痕。

感想：今天天氣很好，我好肚餓，幾時有飯食

「這件小背心跟你很合適，穿起來年輕很多！」看到我店內猶豫不決地拿起衣服的主婦，海味店老闆娘插嘴，哄得主婦哈哈大笑。「我都快七十歲了還穿小背心嗎？後生女著就得！好似對面那個女孩！（指向我）」

「年輕人穿什麼都漂亮！」

「妳現在穿上都漂亮！」

「別開玩笑了！」主婦買了一件紅色衣服又說。「這一件吧，紅色好！穿起來比較精神！」

「阿女閒著沒事過來購買一些包料煲湯！」老闆娘對我說：「我們的海味品質非常好！」

「太好了！我之前就買過一次！」

「我剛搬家到這裡，有空的話來找我女兒玩！」

「好呀好呀！」

我好肚餓，所以去買了韓式牛肉飯盒。

「我等一下回去給兒子和女兒煮飯吃。」

「最重要的是有東西可以吃！」我邊吃邊說。

老闆娘問：「對呀，你考試完了嗎？放假的話還可以陪我女兒去打球。」
「好呀，好呀。」

#72 夢想

我認為夢想是一件虛幻的事，要實現夢想一定要比其他人付出更多更多的努力。夢想不會是容易實現的事。容易實現的事是理想，不叫夢想了。

我相信大家心中都會有夢想，但人很因為生活而忘記了夢想。夢想和生活互存，而生活也支持夢想，所以不能為了實現夢想而忘記生活。

在生活時，將夢想轉化為推動力，成為在生活上不怕逆境的原動力。夢想會像不滅的火，幫助你提升意志，渡過生活上難關。

絕望的時候，想起還有夢想，於是你就會繼續向前方走。

#73 人生

我曾經想過不想再生存下去，但是生命還是要繼續，我需要的是振作和前進的動力，在別人眼中一無是處，靜待面對生活的疲累，也在面對這個渺渺社會，迎接日常，面對人生無涯的一切，面對病情煩擾和挫敗感，以致知道一顆碎裂的心不會再癒合，我只可以帶這顆心向前行，步向曙色。

我既然只有僅此一次的人生，當然要像燃燒的火柴一樣，盡力發揮出它的光芒。很多人想過平凡無聊的一生，但這不是我想做的事，我要過的人生是充滿精彩的一次生命經歷。

我想做到像一個運動員一樣在人生的路上盡全力奔跑，就算是短短的一瞬間，也能夠爆發出光芒。以前總是被決定好的人生，我不想過。其中一件事就是唸書。我是聽了家人的話用了很多時間去唸，如果我自己決定，一定還有更多時間做到自己想做的事，走在跟別人相同的路不是我的原意。這種人生完全不快樂，我想過的是自由自在的人生。

當我改變了思維模式，我沒有理會父母的話，過著自己想要的生活後，我突然覺得很開心，即使我在其他人眼中不成功，沒出息，或是沒什麼成就，我這一生人從來沒有像現在找到目標那樣開心。我的人生就是由自己決定。

這才是真正屬於我的人生。

#74 生存的意義

生存的意義是什麼呢？我常常思考。生存無意義，思考結果卻無定論。但你又存在著這個世界，是否有一個人，他的存在被其他人理解為他沒有存在於這個世界？

如果一個人，其他人都不知道他的存在，那他還在這個世界存在嗎？如果你理解他的存在那他就會存在於這個世界，而存不存在對這個世界並無影響，那個世界仍然是那一個世界。

我剛才所說的是其他人的認知上，也就是說，那個人對於存在的概念，以及世界是另一回事。也就是其他人腦海中存在著對這個人的概念，這個人才會存在於他們的世界。

我之前讀過一本書，講述存在是相對主觀的，然後又提到享樂主義和虛無主義，我記得他說，有一些人在思考存在的時候，究竟這個意義是什麼？

一個人意識到自己存在的時候，會問自己是一個怎樣的人，然後制定未來計劃，並有所言語。為什麼人要過著群居的生活呢？因為當人和世界分開的時候，他們都被世界遺棄了。

所以人和人就必須相互相處，與這個世界共存。也就是說，沒有了人類的世界是可能的，但沒有了世界人類也是不可能的。

然後說無論是邊緣人還是其他人，如果一個人確立了自己的存在，就可以發揮他的專長，然後再由內心去體驗生活，再由人的意志去決定。

書名是存在與時間，Sein und Zeit。這本書主要是具體討論存在的問題，他的意思是說一個人尋找存在的價值是非常必要的。

人類一直試圖理解自己的存在和世界的關係，而且人人都有不同的看法。有些人認為是基於價值觀以及是主觀的看法，有些人就認為是和神和宗教有關，有些人認為只要幫助他人貢獻社會就可以找到生存的意義。

時間、歲月如梭令人們意識到生命的可貴，生命的限制，令人們更加珍惜自己的存在，人生的意義。

當所有人對於生命的看法都有不同時，隨著人生經歷不同的事物，對於這個問題的答案都會隨之改變。更需要提出是人類共同探討、思考的疑問，追尋自己的人生價值。

#75 後記

你們可以說我自戀。

我自戀，我沒有考慮到別人，整本書都是在說自己的事，而且寫下了這本個人經歷。

為什麼我要寫？我的人生經歷可能很平凡，但我真的很想把這些感想寫下來，希望我的文字能夠陪伴你渡過某個午後的時光。我想在這個世上留下一些微小的痕跡。

這個病最令人困擾的地方是不知道何時會病發，的確很煩，因為這種病不能根治，只可以用藥物控制，若果藥物無效，可以用手術。當知道這個消息的我也難過了很久，都有難過為什麼會是自己，不過我覺得所有發生在自己身上的事都一定有原因，病也一定有原因，可能是要我成長、改變自己也說不定。

我想更多人了解我所患的病，想更多人關注這個病症。我希望我的經歷可以陪伴快樂或失意的你，也想你在閱讀過後更加對人生，生命找到一點點光芒，這是我很想做到的事。

補記

有關個人經歷記錄，最初是發表在一個網上類似女生心事經歷的討論板，沒想到得到很多網友的意見、評語和鼓勵，我覺得受到很大的鼓舞，令我陸續寫下其餘的部分，如今在這書再補充一些當時提到的經歷之前和之後所發生的事情，令這些經歷更為詳盡和完整，感謝你的支持和閱讀。

櫻雪　　二零二四年

國家圖書館出版品預行編目(CIP)資料

沒辦法拿起三杯檸檬茶／櫻雪作.
-- 一版. -- 臺北市：
速熊文化有限公司，2024.06
174面：14.8×21公分. --
ISBN 978-626-97719-6-7(平裝)
1.CST: 神經系統疾病 2.CST: 病人 3.CST: 通俗作品

415.932 113007080

沒辦法拿起三杯檸檬茶

作者：櫻雪
出版者: 速熊文化有限公司
地址：臺灣臺北市中正區忠孝東路一段 49 巷 17 號 3 樓
電話：(02)3393-2500
出版日期：2024年6月
版次：一版
定價：台幣 320 / 港幣 80
ISBN：978-626-97719-6-7

台灣代理經銷: 白象文化事業有限公司
401 台中市東區和平街 228 巷 44 號
電話：(+886) (04)2220-8589 傳真：(+886) (04)2220-8505

法律顧問: 誠驊法律事務所 馮如華律師